Wilfried Honekamp

Gesundheitswissen aus dem Internet

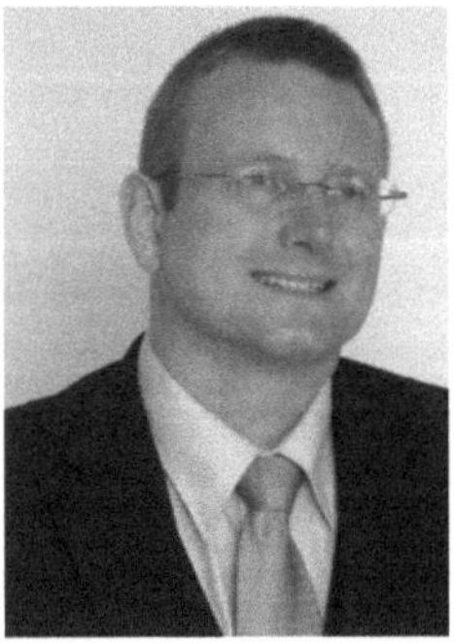

Dr. sc. hum. *Wilfried Honekamp*, Jahrgang 1971, studierte Informatik an der Universität der Bundeswehr München sowie Defence Simulation and Modelling am Royal Military College of Science in Shrivenham, Großbritannien und promovierte in den Gesundheitswissenschaften an der Privaten Universität für Gesundheitswissenschaften Medizinische Informatik und Technik Hall in Tirol, Österreich. Als Stabsoffizier bei der Bundeswehr war er Dozent, Referent und Stabsabteilungsleiter und ist derzeit Lehrbeauftragter für Intelligente Systeme an der Hochschule Bremen.

Wilfried Honekamp

Gesundheitswissen aus dem Internet

Re Di Roma-Verlag
Remscheid

Bibliografische Information der Deutschen Nationalbibliothek:
Die Deutsche Nationalbibliothek verzeichnet diese Publikation in der Deutschen Nationalbibliografie; detaillierte bibliografische Daten sind im Internet über http://dnb.ddb.de abrufbar.

Wilfried Honekamp
Gesundheitswissen aus dem Internet
ISBN 978-3-86870-113-5

Bestellung und versandkostenfreie Auslieferung:
Dr. Wilfried Honekamp, Schlafweg 5, 96173 Oberhaid
E-Mail: wilfried@honekamp.de

www.rediroma-verlag.de
9,50 Euro (D)

Vorwort

Über die Hälfte der Deutschen sucht im Internet nach Gesundheitsinformationen. Und das ist gut so, wünschen wir uns doch alle den mündigen Patienten, der seine Verantwortung und Selbstbestimmung stärkt. Gesundheit ist ein hohes Gut. Bürgerinnen und Bürger möchten sich über Gesundheitsfragen informieren und über ihre Behandlung mitentscheiden. Dafür benötigen Sie für Laien verständliche und nützliche sowie zuverlässige Informationen.

In der Regel ist Google die erste Anlaufstelle für Auskünfte aller Art, auch bei medizinischen Fragestellungen. Eine Abfrage liefert in Bruchteilen von Sekunden hunderttausende Treffer, teilweise auch mehrere Millionen. Das Angebot an Gesundheitsinformationen ist kaum zu überschauen; in dieser Informationsflut ist hohe Qualität eher die Ausnahme als die Regel. Und die Zahl der Websites, die sich mit Gesundheitsthemen befassen, nimmt ständig zu. Besorgniserregend dabei ist, dass über die Hälfte der Suchmaschinennutzer nicht zwischen Information und Werbung unterscheiden. Und ob die Anbieter von Informationen kompetent und die Angebote objektiv oder interessensgeleitet sind, ist für Laien kaum und oft auch für Fachleute nur schwer einschätzbar. Es gibt keine Gewähr für Qualität und Seriosität der Information.

Die Nutzung des Internets zur Gesundheitsinformation birgt die Gefahr der Fehlinformation, die auch das Arzt-Patienten-Verhältnis belasten kann. Die Bürgerinnen und Bürger müssen deshalb lernen, Qualität zu erkennen. Nur wenn Angebote fachlich korrekt sind, können auch Ärzte von einem aufgeklärten Patienten profitieren. Die Qualität einer Information zu bewerten ist sicherlich eine äußerst schwierige Aufgabe. Dies erfordert Medienkompetenz, die in Abhängigkeit von Alter, Geschlecht und sozialer Stellung ungleichmäßig verteilt ist. Die Hauptkompetenz in der digitalen Welt wird sein, Informationen richtig einzuschätzen und ihren Anspruch auf Wahrheit, Wissen und damit Bildung überprüfen zu können. Diese Fähigkeit zu fördern und zu stärken ist eine der großen Herausforderungen. Es ist deshalb erforderlich, dass Bürger und Patienten verlässliches Gesundheitswissen und Kompetenzen erwerben können. Dieser Problematik stellt sich ein Spezialkurs des gemeinnützigen Vereins „Hardware4Friends Bamberg-Forchheim e.V.“. Der Verein hat es sich zur Aufgabe gemacht, Internet-Knowhow zu vermitteln. Denn das Internet gilt heute nach Lesen, Rechnen und Schreiben als sogenannte „4. Kulturtechnik“. In Zusammenarbeit mit dem Gesundheitswissenschaftler Dr. Wilfried Honekamp ist ein dreistündiger Spezialkurs entstanden, der die hierfür notwendige Medienkompetenz vermittelt. Es wurden mehrere Dozenten (in der Regel Informatiker) qualifiziert, die ehrenamtlich Kurse halten. Der Überschuss aus den Kursgebühren kommt in Form von Sachspenden der Verbesserung der Hard- und Softwareausstattung unserer Schulen zugute. Die Zielsetzung der Kurse ist von vornherein klar: Die Information im Internet kann eine Arzt-Patientenbeziehung nicht ersetzen. Das Internet soll informieren und nicht behandeln; dies muss weiterhin den Ärzten vorbehalten bleiben.

Die Informationsangebote im Internet können aber durchaus den eigenen Wissensstand verbessern und sollten auch dazu genutzt werden. Jedermann kann relativ unkompliziert auch an spezielle fachliche Informationen gelangen, die früher nur Fachkreisen vorbehalten waren. Und trotzdem: Diese Möglichkeit macht den Arztbesuch nicht entbehrlich. Seriöse Internetseiten verweisen daher auch auf die Grenzen der Online-Information. Informationen aus dem Internet können in idealer Weise für die Vor- und Nachbereitung des Arztbesuches genutzt werden. Wenn ein Patient seinem Arzt informierter gegenüber tritt, bleibt mehr Zeit für das Arzt-Patienten-Gespräch. Ferner lässt sich die Compliance, also die Bereitschaft des Patienten, die ärztlichen Therapieanweisungen einzuhalten, erhöhen.

Mein besonderer Dank gilt Herrn Dr. Honekamp für seinen engagierten Einsatz. Mit seiner Hilfe ist das Kurskonzept entstanden und es konnten Dozenten ausgebildet werden. Damit ist für die Gesundheitsregion Bamberg und Forchheim ein nicht alltägliches Bildungsangebot geschaffen worden. Sein Wissen macht er mit diesem Buch für jedermann verfügbar.

AOK-Direktor Peter Weber

1. Vorsitzender des Vereins Hardware4Friends Bamberg-Forchheim e.V.

Danksagung

An der Realisierung eines solchen Buchs sind immer viele Menschen beteiligt. Ich danke daher den Vertretern der Bamberger Ärzteschaft, die durch ihre konstruktiven Kommentare bei der Vorstellung des Kurses „Gesundheitswissen aus dem Internet“ auch zur Verbesserung dieses Buches beigetragen haben. Im Einzelnen danke ich Prof. Dr. med. Gerhard Seitz, Prof. Dr. med. Georg Pistorius, Dr. med. Jutta Schimmelpfennig, Dr. med. Andrea Schöppner, Dr. med. Thomas Fugmann, Dr. med. Sören Maaß, Dr. med. Henrik Schlüter, Dr. med. Manfred Schöler und dem 1. Vorsitzenden des Ärztlichen Kreisverbands Bamberg, Dr. med. Georg Knoblach. Ich danke ebenfalls AOK-Direktor Peter Weber, der mich laufend mit aktuellen Informationen zum Thema versorgt hat, für seine Unterstützung, seinen Zuspruch und die gute Zusammenarbeit im Verein Hardware4Friends. Daniel Bieter vom Re Di Roma Verlag gebührt mein Dank für seinen unermüdlichen Einsatz und seine hohe Flexibilität. Univ.-Doz. Dr. Herwig Ostermann von der UMIT danke ich für die vielen nützlichen Tipps, mit denen er mich bei meinem Promotionsprojekt unterstützt hat, und die auch in dieses Buch eingeflossen sind.

Mein besonderer Dank gilt Dr. med. Annette Schmidt-Taube und Dr. med. Thomas Yeung für den hervorragenden Einblick in die ärztliche Diagnose sowie Dr. med. Joachim Gärtner für die freundliche Unterstützung beim Studium seines Expertensystems zur Diagnose von Schulterverletzungen und für die vielen E-Mails mit Kommentaren, Tipps und Anregungen. Prof. Dr. Wolfgang Ertel von der Hochschule Ravensburg-Weingarten danke ich für die wertvollen Hinweise zum Einsatz von Expertensystemen in der Medizin. Ich danke auch Dr. Michael Hägele und Thomas Draxler für den konstruktiven Informationsaustausch. Die Belastungen, welche die Arbeit an diesem Buch in meiner Elternzeit mit sich brachte, haben meine Tochter Sabrina und meine Frau Ivonne immer ertragen und mich permanent unterstützt, danke!

Inhaltsverzeichnis

Abbildungsverzeichnis

1. Einleitung

In den Jahren seit 1992 hat sich in Deutschland der Anteil der Internetnutzer stetig von 12 auf 69 % erhöht. Dabei waren im Jahr 2007 bereits 39 % mehrmals täglich online, in 2002 waren es nur 20 %. Die Anzahl der Menschen in den USA und in Europa, die im Internet nach gesundheitsbezogenen Themen suchen, ist in den letzten Jahren ständig gewachsen. Aktuelle Studien zeigen, dass 61% der amerikanischen und 54% der europäischen Erwachsenen so genannte „e-Patienten“ sind. Hierzu steht diesen eine Vielzahl ganz unterschiedlicher Anbieter zur Verfügung, die bei divergierenden Interessen gesundheitsrelevante Angebote im Internet vorhalten. Über Gesundheitsportale sowie Internetauftritte von Gesundheitsorganisationen, Krankenhäusern und Ärzten werden diese so genannten Patienten- oder Gesundheitsinformationen im Internet verbreitet. Sie können sowohl diagnoseorientiert als auch auf bestimmte Schmerzen oder Krankheiten zugeschnitten sein. Eine Suche mit der Suchmaschine Google nach dem Begriff „Kopfschmerzen“ ergibt beispielsweise über zwei Millionen Treffer.

Neben der besseren medizinischen Versorgung führt die gesteigerte Verantwortung der Menschen für deren eigene Gesundheit, aber auch die Angst vor dem Verlust des Arbeitsplatzes zu einem niedrigen Krankenstand. Dieser wird unter anderem durch Verzicht auf den Arztbesuch oder Selbstmedikation, zumindest aber durch gesteigerten Abruf von Informationen erreicht, da dieses zu einer besseren Vorbeugung und einem gesteigerten Verständnis von Therapie und damit zu einer höheren Therapietreue (engl. Compliance) führen kann. Wissenschaftler erwarten durch den verbesserten Informationsstand einen beschleunigten Heilungsprozess, was im Allgemeinen eine Kostensenkung im Gesundheitswesen bewirken könnte. Die Informationsversorgung der Patienten dient ihrer Meinung nach der Prävention, dem Selbstmanagement, der korrekten Einschätzung von Wahlmöglichkeiten und der richtigen Beurteilung, wann medizinische Hilfe notwendig ist.

In der Eigeninitiative zur Informationsbeschaffung, z.B. aus dem Internet, liegt eine Chance auf unabhängige Information, da sich der Patient im Umgang mit Medizinern „nicht mehr darauf verlassen kann, dass er kompetent, neutral und zu seinem Wohl beraten wird“ Weymayr (2008, S. 133). In dem im Rahmen des Deutschen Ärztetages 2008 entwickelten Ulmer Papier heißt es dazu auch: „das Geschäft ist [...] in den Mittelpunkt gerückt“ (Deutscher Ärztetag 2008, S. 35). Es besteht daher die Möglichkeit, dass Patienten außerhalb des traditionellen Gesundheitssystems ihre Versorgung selbst übernehmen. Diese „do-it-yourself“ Gesundheitsversorgung wird dabei auf eine Stufe mit Heimwerkerarbeiten gestellt. Der informierte Patient ist letztendlich zumindest weniger ängstlich, da Angst auch durch das Unbekannte verursacht wird. Allerdings kann ein falsches Verstehen der aufgenommenen Gesundheitsinformationen auch zu verminderter Einsicht in die zwischen Arzt in Patienten vereinbarten Therapieziele führen, was man auch als verminderte Adhärenz bezeichnet.

Im Internet erfolgt der Informationsabruf vornehmlich auf zwei Wegen. Zum einen werden Suchmaschinen verwendet, die Internetseiten zu bestimmten Suchbegriffen oder Begriffskombinationen auflisten. Zum anderen gibt es immer mehr Portale, die einen schnelleren und besseren Zugriff auf Gesundheitsinformationen versprechen. Insgesamt werden die Nutzer dabei mit einer Informationsflut konfrontiert, die sich kaum noch überschauen lässt. Die Qualität der Informationen reicht von durch Mediziner bereitgestellten Fachinformationen bis zur Werbung für dubiose Heilmethoden und –mittel. Teilweise werden Nutzer mit Informationen versorgt, die nicht vollständig oder nicht verständlich sind. Immer häufiger sind diese auch interessengeleitet oder verfolgen eine betrügerische Absicht. So wurde in einer Studie von 150 Internetseiten zum Thema „Heilkräuter“ herausgefunden, dass auf 25 % der Seiten gesundheitsgefährdende Ratschläge gegeben und auf 97 % wesentliche Informationen ausgelassen wurden. Nutzer können diese Art von Informationen vielfach nicht von qualitätsgesicherten, fachlich korrekten Informationen unterscheiden. Nicht selten genügt aber bereits der unüberschaubare Umfang der dargebotenen Informationen, um die Nutzer zu überfordern.

> *„Sie können das überwältigende Informationsangebot nur schwer strukturieren und suchen oft vergeblich nach passenden Informationen zu einer spezifischen Fragestellung“ (Schmidt-Kaehler 2005, S. 3).*

Ebenfalls besorgniserregend ist, dass weit über die Hälfte (62 %) der Suchmaschinennutzer nicht zwischen Information und Werbung unterscheiden. Wie Abb. 1 zeigt, blenden die Suchmaschinenbetreiber wie Google Werbung an den Rändern der Ergebnislisten ein. Man kann damit rechnen, dass die ersten Links einer Ergebnisliste gesponsert sind. Abhilfe können hier Browsererweiterungen wie Adblock Plus für den Firefox schaffen. Diese filtern die Werbeeinblendungen aus den meisten Webseiten heraus.

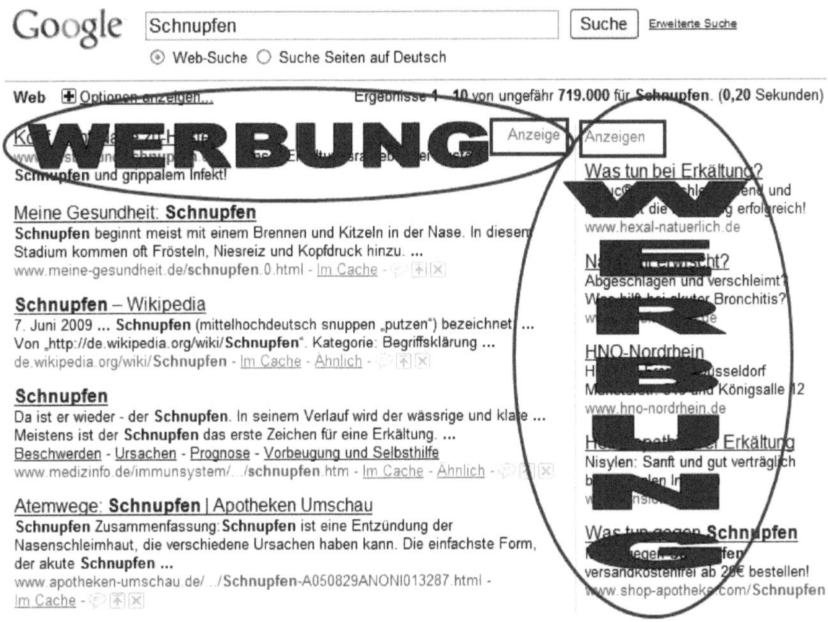

Abb. 1: Werbung in der Linkliste von Suchmaschinen

Die Qualität der Informationsversorgung zu verbessern, wird als entscheidende Herausforderung angesehen. Gefordert wird zusätzlich die Entwicklung von Hilfsmitteln und Verfahren, um mit der Informationsflut fertig zu werden. In diesem Zusammenhang wird die „Cybermedizin" als das Teilgebiet der Gesundheitsinformatik definiert, welches den Informationsbedarf von Patienten und Nutzern erforscht und für diese Informationssysteme schafft, die sie bei der Krankheitsbewältigung, Gesundheitsförderung und Prävention unterstützt (vgl. Abb. 2). Propagiert wird die Erfassung nutzerspezifischer Informationsbedürfnisse mittels elektronischer Fragebögen und darauf aufbauend die individuelle Aufbereitung von Gesundheitsinformationen. Für die Zukunft werden intelligente Softwareagenten erwartet, die den Nutzer basierend auf den Inhalten seiner webbasierten Gesundheitsakte mit relevanten Informationen versorgen. Die höhere Effizienz von auf das Individuum zugeschnittenen, computergenerierten Informationen wurde bereits gezeigt. Daher wird eine am Ziel orientierte, von einem Benutzerprofil gestützte Informationsversorgung gefordert. Dieser Ansatz wird vielfach unterstützt und es wird die „Maßschneiderung der Inhalte auf den Patienten" für besonders wichtig befunden und dieses wird sowohl als „Basis für ein Selbstmanagement" als auch als Möglichkeit zur Akzeptanzsteigerung gesehen (Köhler u. Hägele 2005, S. 56).

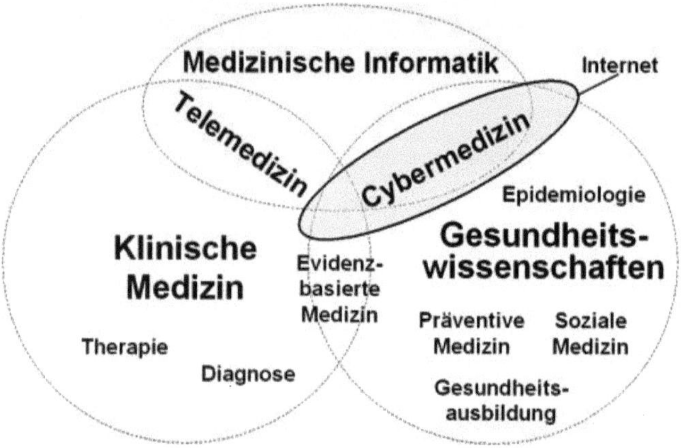

Abb. 2: Einordnung des Begriffs „Cybermedizin"[1]

Weiterhin werden positive Auswirkungen auf Vertrauen, Beziehung und Zuversicht bzgl. medizinischer Behandlungen gesehen, die durch die Versorgung von Patienten mit auf deren Belange zugeschnittenen Gesundheitsinformationen erreicht werden können. Dazu werden interaktive Tools gefordert, die Patienten beim Umgang mit Gesundheit und Krankheit unterstützen. Zwar werden große Neuerungen im Bereich des E-Health und damit verbunden ein gesteigertes Verständnis und eine bessere Kontrolle der eigenen Gesundheit gesehen, das Innovationspotenzial wird aber nur begrenzt genutzt und umgesetzt. Angestrebt wird eine schnellere und vor allem ganzheitliche Umsetzung beim Einsatz von Computersystemen zur Patientenunterstützung. Die technischen Voraussetzungen dafür werden bereits als erfüllt angesehen. Es gibt die Idee eines globalen persönlichen Gesundheitsinformationszentrums, ein webbasiertes Werkzeug zur Unterstützung des persönlichen Gesundheitsmanagements. Einen ersten Schritt hierzu geht Google mit dem im

[1] Quelle: Eysenach 2001.

Mai 2008 gestarteten Dienst Google Health. Dort können registrierte Nutzer online ein Gesundheitsprofil mit Erkrankungen, Allergien, Medikation usw. in einer elektronischen Patientenakte speichern. Außerdem haben sie Zugriff auf verschiedene Gesundheitsportale und Kliniken. Eine Unterstützung bei der Suche nach Gesundheitsinformationen findet allerdings nicht statt.

Die Ärzte stehen der Informationsgewinnung aus dem Internet durch die Patienten offen gegenüber, warnen allerdings auch davor, dass der Internetbesuch den Arztbesuch in keinem Fall ersetzen kann, da der Arzt den Patienten kennt und individuell auf diesen eingehen kann. Der potenzielle Patient sollte sich aber informieren, um ein fundiertes Gespräch mit dem Arzt führen zu können. Dazu muss der mündige Patient aber mit dem Internet umgeben können. Spezialschulungen wie beispielsweise die Internetkurse des Vereins Hardware4Friends sind dabei ein guter Ansatz. Die Ärzte haben keine Angst vor dem Detailwissen der Patienten.

1.1 Ziele

Dieses Buch entstand im Rahmen von Forschungen zum Thema „Informationsversorgung von Schmerzpatienten" an der Universität für Gesundheitswissenschaften, Medizinische Informatik und Technik Hall in Tirol (UMIT) in Kooperation mit der Hochschule Bremen sowie von Recherchen für die Neuentwicklung des Kurses „Gesundheitswissen aus dem Internet" des Vereins Hardware4Friends Bamberg-Forchheim e.V. Ziel des Buches ist es, die Leser auf qualitätsgesicherte Inhalte, aber auch auf Gefahren aufmerksam zu machen. Das Buch kann als Leitfaden oder Quellenverzeichnis dienen, aber den Arztbesuch nicht ersetzen. Es nähert sich der Problematik aus informationstechnischer und nicht aus medizinischer Sicht. Das Buch richtet sich an alle, die sich bzgl. Gesundheit gezielt und verlässlich aus dem Internet informieren möchten: Patienten, Eltern, Gesundheitsinteressierte oder Wellness-Fans. Es ist gleichzeitig eine wissenschaftliche Auswertung, ein Ratgeber und eine Linksammlung.

1.2 Gliederung

In diesem Buch wird konkret auf die wesentlichen Aspekte des Gesundheitswissens aus dem Internet eingegangen. Dazu werden im folgenden Kapitel zuerst die Informationen aus dem Internet im Allgemeinen betrachtet. Dabei wird auf die verschiedenen Informationsquellen und den Vorgang der Internetsuche eingegangen. Abschließend werden Hilfen zur Verwendung von Suchmaschinen am Beispiel von Google gegeben und es werden verschiedene medizinische Suchmaschinen vorgestellt.

Im dritten Kapitel wird speziell auf die Gesundheitsinformationen im Internet und deren Bewertung eingegangen. Dabei wird die Frage beantwortet, was gute Gesundheitsinformationen von schlechten unterscheidet und wie dieser Unterschied erkannt werden kann. Dazu werden verschiedene Maßnahmen zur Qualitätssicherung und Möglichkeiten zur Qualitätsbewertung vorgestellt. Im Weiteren werden Erweiterungen für die Internetzugriffsprogramme vorgestellt, die den Nutzer bei der Erkennung von schlechter Qualität oder von unlauteren Absichten unterstützen. Abschließend werden Gesundheitsportale sowie deren Vor- und Nachteile beschrieben.

Darauf folgt in Kapitel 4 die Dokumentation verschiedener Angebote von Gesundheitsinformationen im Internet. Dazu werden auch die jeweiligen Links benannt, anhand derer diese Informationen abgerufen werden können. Im Einzelnen werden Medizinische Informationssysteme, Arzneimittel-Informationssysteme, Nachschlagewerke, Fachliteraturdatenbanken, Seiten von Behörden, Instituten und Verbänden, Informationsangebote von pharmazeutischen Unternehmen, Informationen zu Wellness und Lifestyle und Videoangebote präsentiert.

Das fünfte Kapitel befasst sich mit Gesundheitswissenschaftlichen Expertensystemen, die Grundlagen für viele im Internet verfügbare Selbsttests sind. Expertensysteme sind Computerprogramme, welche vorhandenes Wissen elektronisch darstellen und Nutzern zur Lösung von spezifischen Problemen zur Verfügung stellen. Das Kapitel stellt die Vor- und Nachteile dieser Programme vor und diskutiert die Probleme, die vor allem bei der Vermittlung von Gesundheitswissen existieren. Im sechsten Kapitel werden Sicherheitsregeln beschrieben, die jeder beachten sollte, der das Internet nutzt. Dabei werden Virenschutzprogramme, Firewalls, Anti-Spyware-Programme und regelmäßige Aktualisierungen detailliert beschrieben. Zusätzlich werden Links zu kostenlosen Schutzprogrammen genannt. Kapitel 7 beinhaltet eine abschließende Zusammenfassung und gibt einen Ausblick auf zukünftige Gesundheitsinformationssysteme.

2. Informationen aus dem Internet

Der Datenverkehr im Internet verdoppelt sich alle fünf Monate und die Wachstumsrate des World Wide Web übersteigt die jedes anderen automatischen Kommunikationsmittels wie Telefon, Radio oder Fernsehen. In diesem Zusammenhang entsteht ein vernetzter Konsument von Gesundheitsinformationen, der Computer zuhause, in der Arbeit oder der Schule nutzt. Das Internet wird als „Basistechnologie für die IT-gestützte Patientenorientierung“ gesehen (Köhler u. Hägele 2005, S. 58). Um ein Verständnis von Art, Umfang und Qualität der Informationen aus dem Internet zu gewinnen, bedarf es einer Erläuterung der Grundlagen von Informationsquellen, der Internetsuche und der Gesundheitsinformationen im Internet. Qualität ist in diesem Zusammenhang definiert als die Gesamtheit von charakteristischen Eigenschaften, Beschaffenheit und Güte eines Produktes oder einer Dienstleistung.

2.1 Informationsquellen

Menschen informieren sich aus verschiedenen in Abb. 3 dargestellten Informationsquellen. Dabei spielen die Medien, das private Umfeld und das konsultierte Fachpersonal entscheidende Rollen.

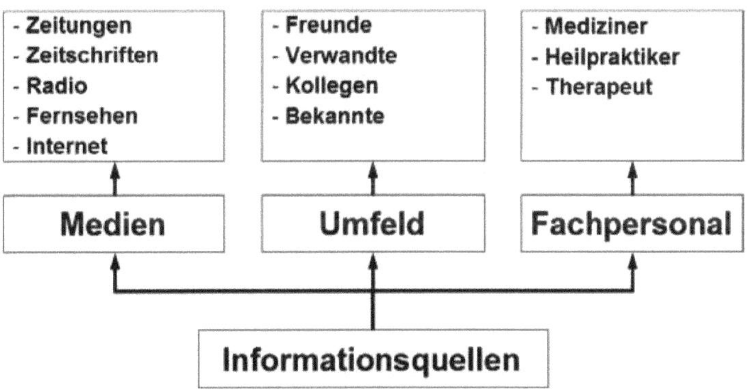

Abb. 3: Informationsquellen[2]

[2] Quelle: Lummer 2006.

Als Fachpersonal werden hier im Gesundheitswesen verankerte Heilberufstätige wie Mediziner, Heilpraktiker und Therapeuten angesehen. Im privaten Umfeld geben z.B. Freunde, Verwandte, Kollegen oder Bekannte Informationen weiter. Von den Medien sind hauptsächlich Zeitungen, Zeitschriften, Radio, Fernsehen und das Internet relevant. Wobei festgestellt wurde, dass das Internet zunehmend zur primären Informationsquelle wird und das Fernsehen und andere Medien hauptsächlich zur Unterhaltung genutzt werden.

2.2 Internetsuche

Das Internet besteht aus Computersystemen, die Informationen bereitstellen und/oder abrufen sowie einer weltweiten, teilweise vermaschten Vernetzung, die es erlaubt, Daten – auch über alternative Wege – zu übertragen. Grundlage ist dabei die in Abb. 4 dargestellte Client-Server-Architektur, die es erlaubt, Informationen in Dokumentendatenbanken auf Servern abzulegen und diese über einen eindeutigen Link (URL, engl. Uniform Resource Locator) mit dem Übertragungsprotokoll HTTP (Hypertext Transfer Protokoll) abzurufen.

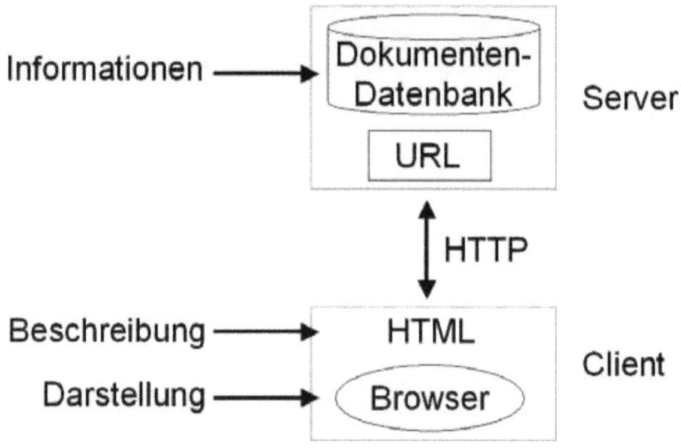

Abb. 4: Client-Server-Architektur im Internet[3]

Informationen können dabei in vielen verschiedenen Formen bereitgestellt und abgerufen werden. Die einfachste und weitaus häufigste Form sind mit der Beschreibungssprache Hypertext Markup Language

[3] Quelle: Coiera 2003.

(HTML) geschriebene Textdateien, die mit speziellen Programmen, so genannten Browsern, abgerufen werden. Unterstützend wirken dabei eingebettete Audio-, Video- oder Animationssegmente. Die Komplexität des Mediums Internet wird mit folgenden Aspekten beschrieben:

- potenziell unendlich großer Speicherkapazität,
- Vernetztheit, die es prinzipiell ermöglicht, jede Information mit jeder beliebig anderen zu verknüpfen,
- Dynamik, die es erlaubt, Informationen unbemerkt zu verändern und
- Interaktivität, welche die strikte Trennung zwischen Sender und Empfänger aufhebt.

Durch die rasant gestiegene Akzeptanz hat sich das Internet in den letzten fünfzehn Jahren zu einem beliebten Informationsmedium entwickelt. 72 % der Deutschen zwischen 14 und 64 Jahren bezeichnen sich bereits als Internetnutzer, andere Quellen nennen 69,1 % bzw. 64,6 % der Deutschen, 43,4 % der Europäer und 20 % der Weltbevölkerung. Dabei werden verschiedene Hinderungsgründe für die Nutzung des Internets gesehen. Dieses wird anhand eines Barrieremodells mit vier Ebenen veranschaulicht:

- Ebene 1: Physikalische Zugänglichkeit,
- Ebene 2: Auffindbarkeit,
- Ebene 3: Lesbarkeit und Verständlichkeit und
- Ebene 4: Nutzbarkeit.

Für die physikalische Zugänglichkeit zeigt er dabei deutliche Unterschiede zwischen Heimcomputern, Bürocomputern und öffentlichen Computern in Bibliotheken oder Internetcafés auf. Während Erwachsene auf dem Heimcomputer meist alle Rechte besitzen, so werden auf Büro- und öffentlichen Computern häufig Inhalte und Funktionen gesperrt. Außerdem ist der Schutz der persönlichen Daten hier nur eingeschränkt gewährleistet. Daher ergibt sich aus dem prinzipiellen Zugang zum Internet nicht zwingend auch ein uneingeschränkter Zugang zu Gesundheitsinformationen.

Mit Auffindbarkeit wird die Problematik des Suchens und Findens im Internet charakterisiert, die in den folgenden Absätzen intensiv erläutert wird. Unter Lesbarkeit und Verständlichkeit wird die nichttechnische Charakteristik eines Textes verstanden, die sich aus dem akademischen

Niveau (z.B. für Jedermann oder für Wissenschaftler) im Zusammenwirken mit den Voraussetzungen beim Nutzer ergibt. Dieses bezieht sowohl die häufig zu akademisch geschriebenen Gesundheitsinformationen als auch die Probleme mit Analphabetismus mit ein. Die Nutzbarkeit bezeichnet letztendlich die Art der Gruppierung und Präsentation der Informationen sowie der Barrierefreiheit, der Navigation und der zur Verfügung gestellten Hilfe.

Das Auffinden von Informationen erfolgt im Allgemeinen im Pull-Verfahren (pull, engl. für heranziehen) über den Aufruf von Adressen, die entweder bekannt sind oder über Suchmechanismen gefunden werden müssen. Im Gegensatz zum Push-Verfahren (push, engl. für schieben), bei dem der Nutzer Informationen passiv, z.B. per E-Mail oder über Pop-Up-Fenster zugeschoben bekommt, ist er beim Pull-Verfahren eigenverantwortlich für die Informationsbeschaffung, die er aktiv ausführen muss. Beide Verfahren haben ihre Vor- und Nachteile, die im Einzelnen erläutert werden sollen.

Das Push-Verfahren bietet den Vorteil, dass der Nutzer nach vorkonfigurierten Kriterien automatisch mit Informationen versorgt wird. Ändern sich die Anforderungen oder Rahmenbedingungen, kann der Nutzer die Kriterien anpassen. Die Qualität der dabei zur Verfügung gestellten Informationen hängt allerdings fundamental von den Fähigkeiten des Systems ab, dass den Nutzer abhängig von den vordefinierten Kriterien versorgt. Außerdem ist nicht jede im Push-Verfahren zugestellte Information auch eine erwünschte, wie an den vielen unerwünschten E-Mails und Pop-Up-Fenstern deutlich wird, denen Internetnutzer im Alltag begegnen. Im Pull-Verfahren beschaffte Informationen kommen in der Regel aus einer umfassenden Quelle wovon nur ein kleiner Teil vom Nutzer ausgewählt wird. Die dabei systemimmanente Problematik wird in den nachfolgenden Absätzen eingehend erläutert.

Eine Alternative stellt das Subscribe-Verfahren (subscribe, engl. für abonnieren) dar. Dabei werden angebotene Newsletter (engl. für Rundschreiben) oder RSS-Feeds (Really Simple Syndication; feed, engl. für zuführen) von Nutzern als interessant identifiziert und abonniert. Newsletter werden dabei im Push-Verfahren im Allgemeinen per E-Mail zugeführt, was bedingt, dass der Nutzer dem Anbieter seine E-Mail-Adresse bekanntgeben muss. RSS-Feeds werden durch Programme auf dem Rechner des Nutzers (z.B. durch den Browser) regelmäßig abgeholt und angezeigt.

Die eigentliche Suche nach Informationen im Internet erfolgt im Allgemeinen über Suchmaschinen, die als Dateneingabe einen Suchbegriff oder eine Kombination von Suchbegriffen benötigen. Abb. 5 zeigt den Ablauf bei der Nutzung einer Suchmaschine. Nach dem Aufruf der Suchmaschine und der Dateneingabe der Suchbegriffe wird der Suchvorgang gestartet. Wird keine Ergebnisliste ausgegeben, muss der Suchbegriff verändert werden. Werden Ergebnisse (so genannte Treffer, engl. Hits) aufgelistet, müssen diese durch den Nutzer ausgewertet und auf für ihn relevante Informationen überprüft werden.

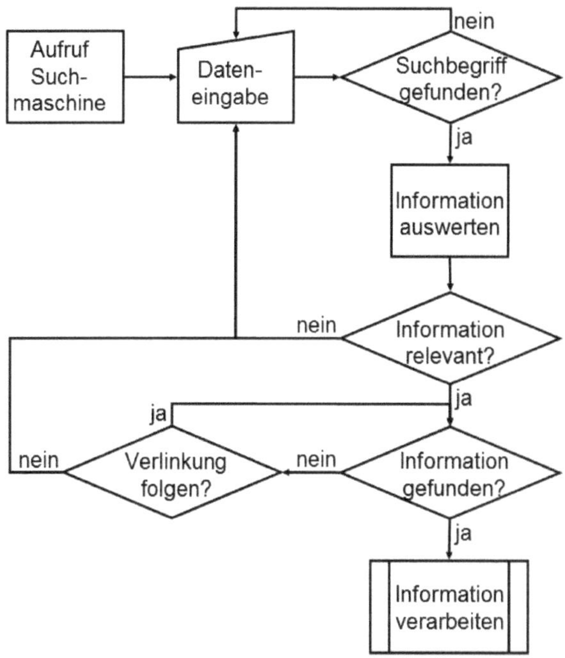

Abb. 5: Internetsuchprozess mit einer Suchmaschine

Wird keine Relevanz erkannt, muss der Suchprozess erneut angepasst werden. Andernfalls werden ggf. solange Verlinkungen verfolgt, bis die gesuchte Information aufgerufen werden kann oder die Suche erfolglos abgebrochen werden muss. Je nach Präzision der Kombination der Suchbegriffe und der Verwendung von Einschluss- oder Ausschlusskriterien kann der Suchprozess lange dauern. Dabei sind die gesuchten Informationen im Allgemeinen verfügbar. Entscheidend für den Sucherfolg ist hauptsächlich die Zugriffstechnik. Im Allgemeinen stellen fehlende Informationen nicht das Problem dar, sondern fehlende Fähigkeiten und Hilfsmittel zum Management und zur Strukturierung all der Informationen. Als Beispiel für dieses Manko wird die Gefahr genannt, beim Surfen von einem Link zum anderen zu klicken und dabei vom eigentlichen Ziel abgelenkt zu werden. Gelangt man letztendlich wieder auf den richtigen Weg, stellt man fest, dass man kostbare Zeit auf Abwegen verbracht hat. In einer Studie wird dieses Phänomen deutlich. Die Teilnehmer wurden aufgefordert, Informationen zu einem bestimmten Thema im Internet zu suchen. Zu Beginn der Suche fanden diese auch die geforderten Informationen, verwarfen sie aber wieder, als sie interessantere aber vom Thema völlig losgelöste Informationen fanden.

Die Suchanfragen müssen sowohl akkurat als auch spezifisch genug sein. Eine spezifische, aber inakkurate Suche (Abb. 6, links) führt demnach zu gut eingegrenzten Ergebnissen, die aber nicht die gewünschten Informationen enthalten; wogegen eine unspezifische Suche durchaus zur erwünschten Information führen kann, diese aber ggf. in der Flut der gelieferten Informationen unter geht (Abb. 6, rechts).

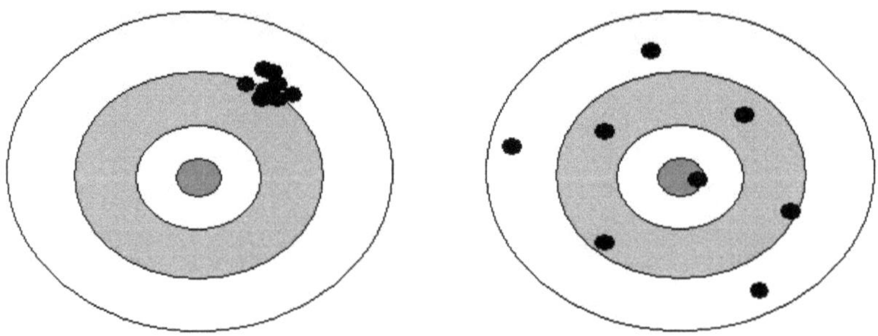

Abb. 6: Ungenauigkeit bei der Internetsuche[4]

Der Erfolg der Suche hängt entscheidend vom Einfallsreichtum (den Ideen) bei der Suche ab. Unglücklich gewählte Suchstrategien und -begriffe führen dazu, dass nur die Oberfläche der verfügbaren Informationen, d.h. die erstbesten und nicht die höherwertigen, abgesucht wird. Wie in Abb. 7 beschrieben, wirken sich Kreativität, Wissen und Bildung auf die Zugänglichkeit relevanter Informationen aus. Ohne

[4] Quelle: Coiera 2003.

Kreativität bei der Gestaltung der Suchabfragen, ohne das Wissen über die Funktionsweise von Suchmaschinen bzw. Erfahrungen mit dem Umgang und Erkenntnisse über die Qualität der so beschafften Informationen, ohne Informationsaustausch mit Menschen, die im Gesundheitswesen verankert sind, ist eine Nutzung des Internets zur Gesundheitsinformation zur Zeit nur sehr begrenzt möglich.

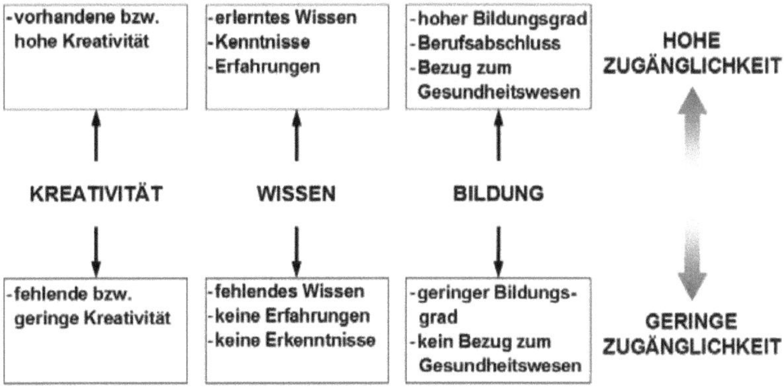
-vorhandene bzw. hohe Kreativität
-erlerntes Wissen
-Kenntnisse
-Erfahrungen
-hoher Bildungsgrad
-Berufsabschluss
-Bezug zum Gesundheitswesen
HOHE ZUGÄNGLICHKEIT
KREATIVITÄT
WISSEN
BILDUNG
-fehlende bzw. geringe Kreativität
-fehlendes Wissen
-keine Erfahrungen
-keine Erkenntnisse
-geringer Bildungsgrad
-kein Bezug zum Gesundheitswesen
GERINGE ZUGÄNGLICHKEIT

Abb. 7: Zugänglichkeit zu Internetinformationen[5]

Sie birgt sogar die Gefahr der Fehlinformation, die auch „belasten und im schlimmsten Fall das Vertrauensverhältnis zwischen Patienten und ihren behandelnden Ärzten gefährden" (Schmidt-Kaehler 2005, S. 3) können. In einer Umfrage geben 25 % derjenigen, die nach Gesundheitsinformationen im Internet suchten, an, dass Sie von der Masse der Informationen überwältigt wurden. Frustriert waren 22 %, da sie die gesuchten Informationen nicht finden konnten, 18 % fanden die gesuchten Informationen verwirrend und 3 % war eine Person bekannt, die durch Nutzung von online verfügbaren Gesundheitsinformationen Schaden genommen hat.

In diesem Zusammenhang wird die Wichtigkeit der Suchbegriffe betont. Diese werden als eine mögliche Hürde für den Zugriff auf Gesundheitsinformationen identifiziert, vor allem bei Nutzern mit unterdurchschnittlicher Bildung. Viele Patienten kennen auch die exakte Bezeichnung ihrer Erkrankung nicht und sind daher nicht in der Lage, die richtigen Begriffe in eine Suchmaschine einzugeben. Hingewiesen

[5] Quelle: Lummer 2006.

wird auch auf die bei Nutzern verbreitete Orthographieschwäche, welche bei der Verwendung von Suchmechanismen häufig zu falschen oder gar keinen Informationen führt. Suchmaschinenfunktionen wie „Meinten Sie“[6] von Google können dabei zwar helfen, allerdings auch kontraproduktiv wirken, da dadurch ggf. auch häufig im Internet vorkommende Begriffe vorgeschlagen werden, die der Nutzer gar nicht zu suchen beabsichtigt.

Die Fähigkeit zur Informationsbeschaffung im Internet kann mit drei Stichworten zusammengefasst werden: Informationssuche, Informationsbereitstellung und Informationsüberprüfung. Die Informationssuche bezeichnet dabei eher die handwerklichen und technischen Aspekte, wie welche Suchmaschinen bedient werden. Die Informationsbereitstellung bezieht sich auf die Inhalte, mit denen die Suche ausgestaltet wird, und die Informationsüberprüfung stellt schließlich den Prozess dar, der Missverständnisse und Fehlinformationen auszuschließen versucht.

2.3 Suchmaschinen

Suchmaschinen sind die Anlaufstellen für Auskünfte aller Art. Sie bearbeiten täglich mehrere Milliarden Anfragen und durchsuchen innerhalb einer Sekunde einen Index von über 30 Milliarden Internetseiten nach relevanten Informationen zum eingegebenen Suchbegriff.

Google ist dabei der Marktführer mit einem Anteil von über 90 %. Wie bei jeder anderen Suchmaschine auch, lassen sich in einer einfachen Maske Kombinationen von Suchbegriffen eingeben. Dabei wird Groß- oder Kleinschreibung nicht unterschieden. Allerdings kann der Nutzer die Suche mit verschiedenen Zeichenkombinationen beeinflussen (siehe Abb. 9). Mit dem Minuszeichen werden Begriffe ausgeschlossen. So wird bei der Suche nach *Migräne –Aura* keine Seite angezeigt, auf der das Wort *Aura* vorkommt. Will man bestimmte Wörter einschließen, die normalerweise von Google nicht berücksichtigt werden, wie *und* oder *mit*, so muss man diese mit einem Pluszeichen versehen, z.B. *Migräne +mit Aura*. Allerdings reicht es dann aus, dass das Wort *mit* irgendwo auf der Webseite und nicht unbedingt zwischen der *Migräne*

[6] Suchbegriffe, die anhand einer Wörterbuchüberprüfung als falsch identifiziert wurden oder die mit leicht veränderter Schreibweise, deutlich mehr Treffer als der aktuelle aufweisen, werden von der Suchmaschine automatisch unter „Meinen Sie“ vorgeschlagen.

und der *Aura* zu finden ist. Erfolgversprechender ist da eine in Anführungszeichen eingeschlossene Begriffskombination wie beispielsweise *„Migräne mit Aura“*. Sie muss in genau dieser Reihenfolge auch im Text einer Webseite vorkommen, damit diese Seite in der Linkliste angezeigt wird. Ein Ausschluss einer in Anführungszeichen eingeschlossenen Kombination von Suchbegriffen durch ein Minus ist allerdings nicht möglich. Wer also Informationen zur *Migräne*, aber keine zu *Migräne ohne Aura* haben möchte, kann nicht *Migräne –„ohne Aura“* eingeben, sondern sollte es mit *Migräne –ohne –Aura* versuchen. Möchte man Informationen über beispielsweise mehrere Krankheiten, so kann man zwei Suchbegriffe mit einem *OR* verbinden. Die Suche nach *Migräne OR Spannungskopfschmerz* gibt sodann nicht nur Seiten aus, die beide Begriffe enthalten, sondern es reicht aus, dass nur einer der Begriffe vorkommt. Diese und weitere Suchkriterien können über die erweiterte Suche spezifiziert werden (siehe Abb. 8).

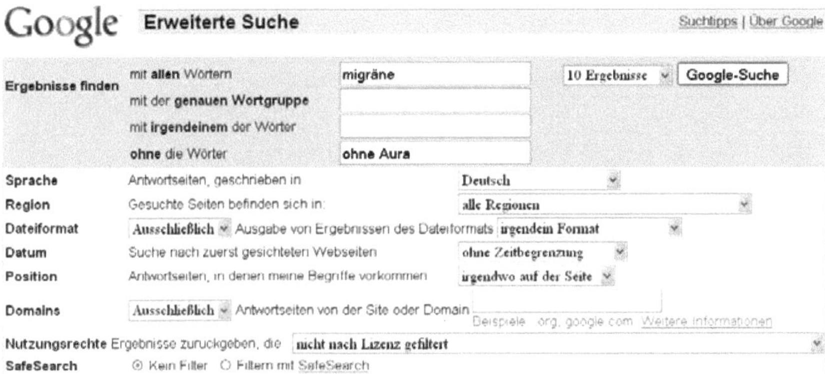

Abb. 8: Googles erweiterte Suche

Die Suche kann dabei auch regional oder zeitlich eingegrenzt werden. Weiterhin ist es möglich, nach bestimmten Dateiformaten zu suchen. Für die meisten Funktionen der erweiterten Suche gibt es auch Zeichenkombinationen, die bei der Standardsuche verwendet werden können. Diese Zeichenkombinationen werden nach dem Druck auf die Schaltfläche *Google-Suche* in der erweiterten Suche angezeigt. Gibt man beispielsweise bei der Suche nach dem Begriff *Migräne* an, dass ausschließlich die Seiten von *vitanet.de* durchsucht werden sollen, so erscheint nach dem Druck auf *Google-Suche* in der Suchmaske: *Migrä-*

ne site:vitanet.de. Mit der Angabe von *site:vitanet.de* lassen sich also die Seiten von *vitanet.de* durchsuchen. Mit dem Jokerzeichen * können innerhalb von Anführungszeichen unbekannte Wörter spezifiziert werden. So lassen sich mit *„Migräne * Aura“* alle Informationen zu *Migräne mit Aura* und *Migräne ohne Aura* aber auch *Migräne und Aura* finden.

Zeichen	Auswirkung
aura +mit	Seiten, auf denen *aura* **und** *mit* steht.
migräne -aura	Seiten, auf denen *migräne*, **nicht aber** *aura* steht.
„mit aura“	Seiten, auf denen *mit aura* **direkt hintereinander** steht.
mirgäne **OR** *spannungskopfschmerz*	Seiten, auf denen *migräne* **oder** *spannungskopfschmerz* steht.
*„mirgäne mit *“*	Seiten, auf denen *migräne mit* **gefolgt von einem beliebigen Begriff** steht.
filetype:*pdf*	Die Ergebnisliste enthält **nur** PDF-Dateien.
-filetype:*pdf*	Die Ergebnisliste enthält **keine** PDF-Dateien.
allintitle:*migräne*	*migräne* im **Title** der Seite
allintext:*migräne*	*migräne* im **Haupttext** der Seite
allinurl:*migräne*	*migräne* in der **URL (Adresse)** der Seite
allinanchor:*migräne*	*migräne* in einem **Link** auf dieser Seite
site:*vitanet.de*	Suche **nur auf den Seiten von** *vitanet.de.*
-site:*vitanet.de*	Such auf allen Seiten **außer** auf *vitanet.de.*

Abb. 9: Manipulationsmöglichkeiten der Suche mit Google

Eine spezielle Suchmaschine für deutschsprachige Gesundheitsinformationen ist MediSuch.de (siehe Abb. 10). Hier werden nur verlässliche Informationen von staatlichen Anbietern, Behörden, Universitäten, Gesundheitsportalen, Krankenkassen, Medizinredaktionen und ärztlichen Fachgesellschaften gelistet. Außerdem lassen sich die Suchbegriffe auf die Bereiche: Leitlinien, Aktuelles, Diskussionsforen, Medikamente, Lexika, behördliche Informationen, Wissenschaft und Alternativmedizin einschränken. Damit lassen sich präzise qualitätsgesicherte Informationen finden. Allerdings ist die von MediSuch verwendete Technik nicht ganz unumstritten. Sie nutzt, wie viele andere Anbieter auch, den Dienst *Google Analytics*, der datenschutzrechtlich betrachtet äußerst umstritten ist, da benutzerspezifische Daten an Google übertragen werden und so ein umfassendes Nutzerprofil erstellt werden kann.

Die Betreiber von MediSuch weisen in ihrem Impressum ausdrücklich auf die Problematik hin. Außerdem ist dort beschrieben, wie die Datenerfassung verhindert werden kann. Die Nutzer sollten selbst entscheiden, ob sie den Vorteil dieser Suchmaschine gegen die Preisgabe ihrer persönlichen Daten nutzen möchten.

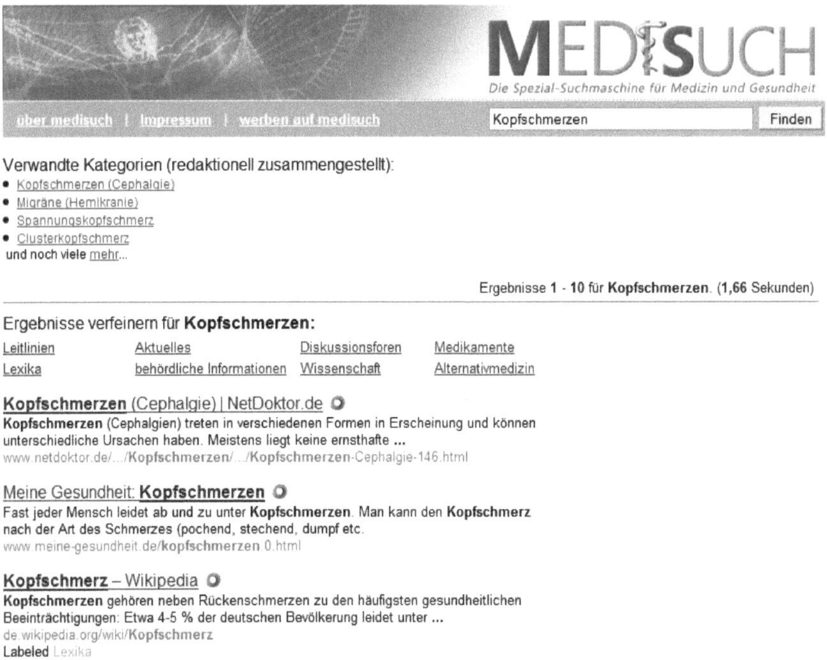

Abb. 10: Suchmaschine für Gesundheitsinformationen MediSuch[7]

Alternativ kann der Gesundheitsbrowser (siehe Abb. 11) genutzt werden, der kostenlos im Internet zur Verfügung gestellt wird.[8] Der Gesundheitsbrowser ist ein eigenes Internetzugriffsprogramm. Allerdings konzentriert sich dieses auf Gesundheitsinformationen und bietet dafür eine große Linkdatenbank mit Verweisen auf qualitätsgesicherte Angebote. Die integrierte Suchmaschine ist weitgehend dieselbe, die auch in dem Gesundheitsportal MedInfo.de verwendet wird (vgl. Abschnitt 3.3). Sie zeigt zu den jeweiligen Suchergebnissen auch Hinwei-

[7] Mit freundlicher Genehmigung von Michael Hägele.
[8] Herunterzuladen unter: http://www.gesundheitsbrowser.com/gesbrowser/download/publish.htm.

se zur Qualitätsbewertung an. Im Gesundheitsbrowser gibt es die Möglichkeit, Internetadressen in einer Merkliste zu speichern oder zu bewerten. Die Bewertungen der einzelnen Nutzer sind auch von allen anderen Nutzern des Gesundheitsbrowsers einsehbar. Auch der Gesundheitsbrowser finanziert sich durch Werbung, die sich aber deutlich erkennbar, abgesetzt von den Suchergebnissen am rechten Rand befindet.

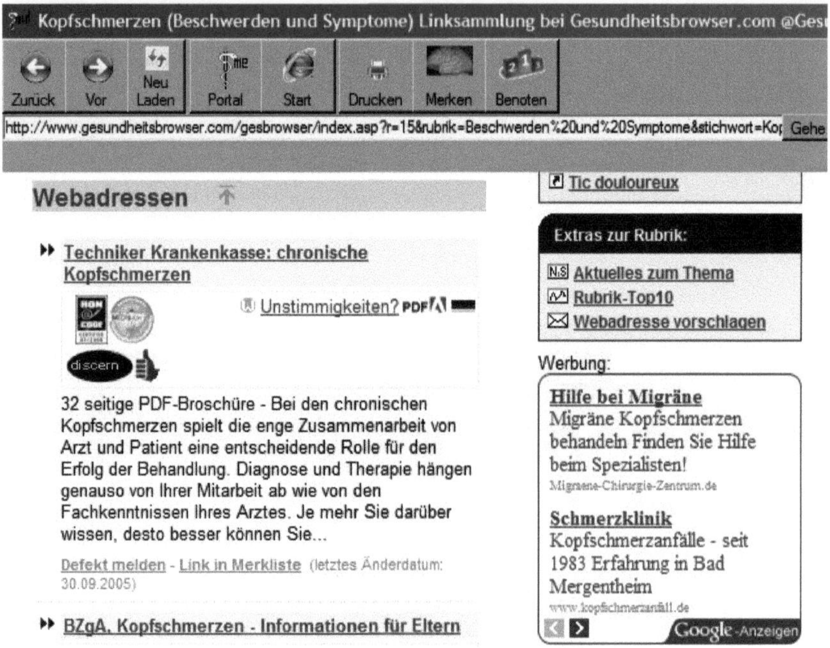

Abb. 11: Der Gesundheitsbrowser[9]

Auch bei korrekter Eingabe von Suchbegriffen können Suchmaschinen allerdings nur einen Teil der Internetinformationen auflisten.

> *„In der Fülle der Treffer zu jedem Stichwort fällt dem unerfahrenen Benutzer auch meist nicht auf, dass wichtige Angebote nicht aufgeführt sind [...] oder im Ranking von Suchmaschine-optimierten Angeboten auf die hinteren, kaum beachteten Plätzen zurückgedrängt wurden“ (Köhler & Hägele 2005, S. 59).*

[9] Mit freundlicher Genehmigung von Michael Hägele.

Suchmaschinen können schnell neue Informationsquellen ausfindig machen, sie sind aber nicht zur Analyse der Bedeutung des Inhalts konzipiert. Auch aus diesem Grunde erscheinen irrelevante, falsche oder irreführende Informationen häufig zu Beginn einer Trefferliste. Einen neuen Ansatz zeigt die Suchmaschine WolframAlpha.com auf. Dabei soll die Suchmaschine Antworten auf strukturierte Anfragen liefern. Diese Technik steckt allerdings noch in den Kinderschuhen und daher fehlen noch grundlegende Funktionalitäten. Es ist deshalb sinnvoll, mehrere Suchmaschinen abzufragen. Als Metasuchmaschine werden in diesem Zusammenhang Suchmaschinen bezeichnet, die Informationen über mehrere Suchmaschinen abrufen. Damit verspricht man sich eine größere Vielfalt und somit ein besseres Ergebnis. Bekannte Metasuchmaschinen sind MetaGER.de der Leibniz Universität Hannover und der Metacrawler.com.

Bereits 2003 wurde erkannt, dass Computer nur bedingt für das Verständnis der Semantik von Webseiten geeignet sind. Gefordert wurde die Entwicklung des Semantic Webs, das es intelligenten Programmen oder Softwareagenten erlaubt, anhand von Informationen über die Informationen, sogenannten Metainformationen, die Semantik von Webseiten zu verarbeiten. Das Semantic Web wird auch von anderer Stelle propagiert, z.B. als eine Möglichkeit zur Leistungssteigerung von Suchmaschinen:

> *„Search engines will not only better 'understand' what a user is looking for, but also what the Web pages they are indexing are about" (Eysenbach 2005b, S. 220).*

In diese Richtung geht auch das vom Bundeswirtschaftsministerium getragene Projekt Theseus. Hiermit soll ein Beitrag zum Semantic Web (auch: Web 3.0) geleistet werden. Erreicht wird diese erweiterte Funktionalität durch das Einfügen von Metainformationen als Beschreibung aller Informationen (z.B. Kommentare zu Röntgen-, MRT- oder CT-Bildern), die dann bei Informationsabfragen bessere Ergebnisse liefern. Dadurch wird der Schritt von der Such- zur Antwortmaschine ermöglicht, die nicht nur Informationen zu Suchbegriffen liefert, sondern genau den Informationsbedarf der Nutzer befriedigt. Nicht nur Deutschland beschäftigt sich mit dieser Technologie, auch die USA, Frankreich, Großbritannien und Australien investieren mehrere zehn Millionen Dollar in vergleichbare Projekte. Man spricht in diesem Zusammenhang auch von Ontologien, die Definitionen von Klassen, Beziehungen, Funktionen und anderen Objekten zur Spezifikation von Begriffswelten bereitstellen. Aus gesundheitswissenschaftlicher Sicht ist dabei das Teilprojekt Medico besonders interessant, mit dem Forscher der Universität Erlangen, von Siemens, der Fraunhofer Gesellschaft und der LMU München eine Suchmaschine für medizinische Bilder entwickeln wollen. Sie soll Ärzten und Wissenschaftlern einen unmittelbaren Zugang zu medizinischen Bilddatenbanken ermöglichen, um so Forschung, Diagnose und Therapieplanung zu unterstützen. Bis 2012 soll daraus ein erweitertes System zur Diagnose von Krankheiten entwickelt werden. In diese Richtung ging auch das Projekt „Semantic Web in der Pathologie“ der Freien Universität Berlin, der Berliner Charité und der Universität Potsdam. Befundberichte werden dabei bei der Erstellung um semantische Information erweitert. Dieses ermöglicht eine Recherche nach Inhalten. Darüber hinaus lässt sich das Expertenwissen, das in den Bild- und Textdaten enthalten ist, zugänglich und wiederverwendbar machen.

3. Gesundheitsinformationen aus dem Internet

Nach einer Studie im Rahmen des von der Europäischen Union in Auftrag gegeben Projekts eUSER suchten 2005 39,3 % der Deutschen nach Gesundheitsinformationen im Internet, 2007 waren es bereits 56,6 %. Damit liegt Deutschland im europäischen Vergleich etwas über dem Durchschnitt (siehe Abb. 12). In ganz Europa hat sich der Anteil zwischen 2002 und 2007 deutlich erhöht.

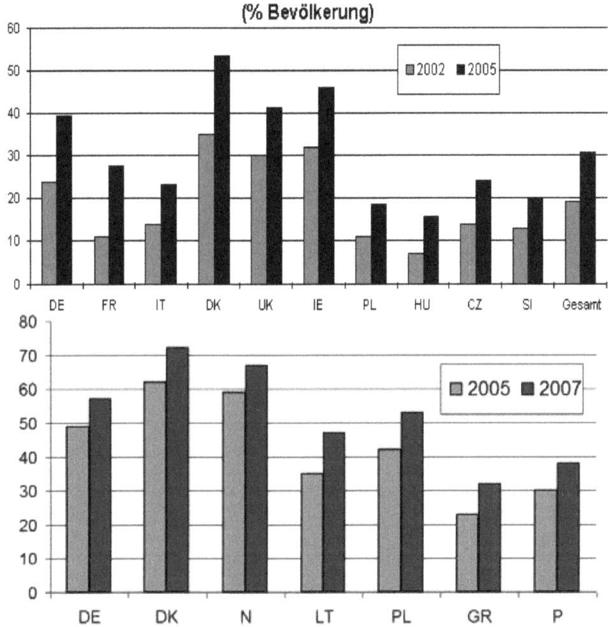

Abb. 12: Bevölkerungsanteil, der nach Gesundheitsinformationen im Internet sucht[10]

Alleine zwischen 2002 und 2003 ist die Zahl derjenigen, die im Internet nach medikamentöser Behandlung von Beschwerden suchten, von fünf auf 7,2 Millionen gestiegen. Nach einer Studie glaubt etwa die Hälfte aller befragten Deutschen, die im Internet nach Gesundheitsinformationen suchen, dass diese das Verständnis ihrer Gesundheitsfragen und ein

[10] Quelle: Empirica 2007 (oben) und Kummervold 2008 (unten).

Drittel, dass diese die Interaktion mit behandelnden Ärzten maßgeblich verbessern. Letzteres steht den Ergebnissen einer Untersuchung in Schottland entgegen, bei der alle 88 Befragten angaben, dass die von ihnen im Internet gefundenen Informationen die Arzt-Patienten-Beziehung in keiner Weise beeinflussen. Die „Informierung“ wird als zentrales Element zur Integration der Patienten in das Gesundheitswesen und in die Medizin beschrieben. Dabei hat der Patient keinen Einfluss auf die Beziehung zwischen Medizin und Gesundheitswesen, welche z.B. Leitlinien oder Leistungsvergütungen vorgibt.

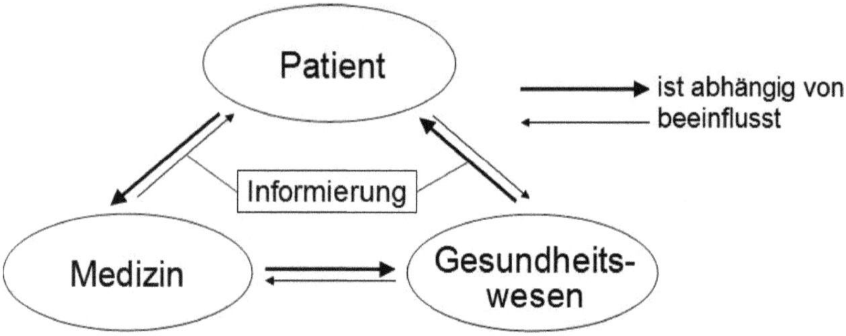

Abb. 13: Informationsbeziehungen von Patienten[11]

Allerdings ist der Patient abhängig von Gesundheitsinformationen, die seine Verantwortung und Selbstbestimmung stärken können. Mit seinem Verhalten und seinem Zustand wiederum beeinflusst er das Gesundheitswesen, das auf Veränderungen reagiert. Durch Informierung wird der Patient beeinflusst, z.B. um ihn zur Therapietreue zu bewegen. Der Zusammenhang von Patient, Medizin und Gesundheitswesen sowie die Bedeutung der Informierung wird in Abb. 13 dargestellt.

Als Gesundheitsinformationskonsumenten werden Personen bezeichnet, die Informationen über Gesundheitsförderung, Krankheitsvorbeugung, Behandlung spezifischer Zustände oder Management von verschiedenartigen Gesundheitszuständen und chronischen Krankheiten sucht. Diesen Konsumenten ordnen sie in ein Modell der Konsumentengesundheitsinformatik ein (vgl. Abb. 14). Dabei bildet der Konsument den Mittelpunkt der Informationsübertragung. Er wird über die

[11] Quelle: Köhler & Hägele 2005.

Informationstechnologie in das System von Einflussfaktoren (Eingaben) integriert. Als Ausgaben werden Verbesserungen der Lebensqualität dargestellt.

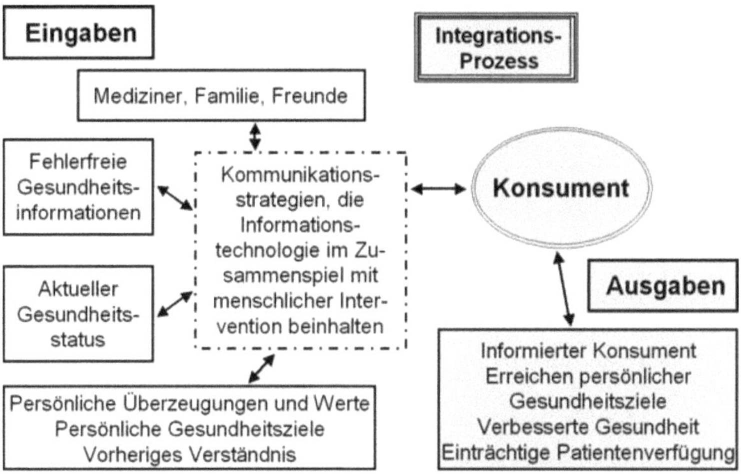

Abb. 14: Modell der Konsumentengesundheitsinformatik[12]

Das Modell soll veranschaulichen, wie relevante und qualitätsgesicherte Informationen, die angemessen in ein Umfeld geteilter Entscheidungsfindung integriert werden, zwei Vorteile mit sich bringen: zum einen die Zufriedenheit des Konsumenten mit dem Prozess der Gesundheitsversorgung und zum anderen die Verbesserungen seines Gesundheitsstatus.

Wird die Beziehung zwischen den verfügbaren Informationsinhalten und der Bewertung des Informationsbedarfs des einzelnen Nutzers betrachtet, so bietet es sich an, die Art der Gesundheitskommunikation zu klassifizieren. Dazu wird ein Schema aufgestellt, in dem zwischen allgemeiner, gezielter, personalisierter, maßgeschneiderter und zwischenmenschlicher Kommunikation unterscheiden wird. Maßgeschneiderte (engl. tailored) Informationen haben zwei wesentliche Eigenschaften: zum einen ist die Menge der Informationen oder Änderungsstrategien dafür konzipiert, genau eine spezifische Person zu erreichen und nicht eine Gruppe von Menschen und zum anderen basieren diese

[12] Quelle: Lewis, Chang & Friedman 2005.

Informationen und Strategien auf individuellen Faktoren, die in Beziehung zum angestrebten Gesundheitszustand oder Verhalten stehen. Wie Abb. 15 zeigt, steigt in jedem Schritt sowohl die Bewertung des Informationsbedarfs, als auch der Grad der Individualisierung.

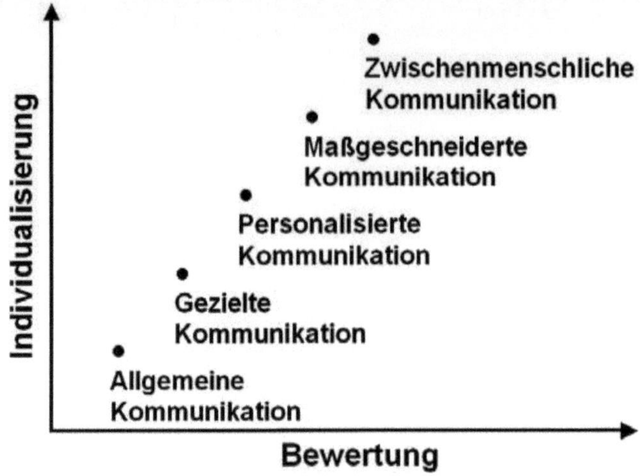

Abb. 15: Klassifikation von Arten der Kommunikation[13]

Die maßgeschneiderte Information stellt also die höchste Stufe unterhalb der zwischenmenschlichen Kommunikation dar. Daraus wird folgende Wertschöpfungskette abgeleitet:

- Entfernung überflüssiger Informationen,
- höhere persönliche Relevanz,
- größere Aufmerksamkeit beim Nutzer,
- höhere Wahrscheinlichkeit Faktoren zu berücksichtigen, die Verhaltensänderungen ermöglichen oder behindern und
- höherer Nutzen bei der Umsetzung erwünschter Verhaltensänderungen.

Diese Wertschöpfung ist in zahlreichen Studien belegt worden. Hieraus wird gefolgert, dass computerbasierte maßgeschneiderte Informationsversorgung bei der Umsetzung von Gesundheitszielen hilfreich sein kann:

---

[13] Quele: Kreuter et al. 2000.

„Findings from these and other tailored health communication programs [...] suggest that computer-based tailoring has great potential as a tool for helping meet important public health objectives" (Kreuter et al. 2000, S. 243).

Dieser Ansatz wurde aufgegriffen und ein Leitfaden zur Maßschneiderung im Gesundheitswesen entwickelt. Dazu wird folgender fünfstufiger Prozess vorgeschlagen:

1. Analyse des zu adressierenden Problems und Verständnis der Bestimmungsgrößen,
2. Entwicklung von Bewertungswerkzeugen, um den Status einer Person im Rahmen dieser Bestimmungsgrößen zu bestimmen,
3. Erstellen maßgeschneiderter Informationen, die sich an die individuelle Variation der Bestimmungsgrößen des Problems richten,
4. Entwicklung von Algorithmen und Computerprogrammen, um von den Ergebnisse der Bewertung zur individuell maßgeschneiderten Information zu gelangen und
5. Realisierung der abschließenden Gesundheitskommunikation.

Dieser Prozess beschreibt einen Weg der Maßschneiderung, der mit etablierten Werkzeugen wie Datenbanken, Textverarbeitungsprogrammen oder Multimediaentwicklungsumgebungen realisiert werden kann. Allerdings beinhaltet die Umsetzung zwei Herausforderungen: zum einen die Beschaffung des Expertenwissens, das zur Bereitstellung der für die maßgeschneiderte Kommunikation entscheidenden Inhalte notwendig ist und zum anderen die Zusammenfassung der relevanten Inhalte zu einer strukturierten Gesundheitskommunikation, die zusammenhängend, schlüssig und überzeugend ist.

„Simply pasting pieces of text together is unlikely to result in a coherent smooth document, unless the author painstakingly ensures that every possible combination of text is coherent and smooth" (Kukafka 2005, S. 27).

Zur Akquisition des Expertenwissens werden zwei mögliche Methoden vorgeschlagen:

1. die Aufnahme des Wissens direkt vom Experten, zum Beispiel durch strukturierte Interviews, lautes Denken oder die Konstruktionsgittermethode und
2. die Auswertung von dokumentiertem Wissen aus Büchern oder sonstigen Veröffentlichungen.

In Gesundheitsinformationen sind selten eindeutige Antworten zu finden, da sowohl Diagnose als auch Behandlung immer mit Unsicherheit verbunden sind. Informationen können für den einen Fall adäquat, für den anderen aber völlig unzutreffend sein. Außerdem sind Gesundheitsinformationen oft nicht für den Laien, sondern eher für Experten aufbereitet. Zudem

> *„steht das Internet noch immer nur einem begrenzten Teil der Bevölkerung offen: Der Zugang zu dem Medium und die erforderliche Medienkompetenz ist in Abhängigkeit von Alter, Geschlecht und der sozialen Stellung der Nutzer ungleichmäßig verteilt. Daraus ergibt sich evtl. auch eine Ungleichheit in der Versorgung der Patienten mit Gesundheitsinformationen" (Schmidt-Kaehler 2005, S. 3).*

Diese Ungleichheit wird auch von anderen beschrieben, die Medienkompetenz, Zeitbudget und Bildungsgrad als wesentliche Faktoren nennen. Der typische Internetnutzer ist jung, männlich, mit höherem Schulabschluss und gut verdienend. Die Nachfrage nach Gesundheitsinformationen aus dem Internet ist am höchsten bei Frauen mit Hochschulabschluss zwischen 30 und 49 Jahren, die über mehr als fünf Jahren Interneterfahrung verfügen. In diesem Zusammenhang erscheinen andere Studienergebnisse widersprüchlich, die feststellten, dass nur zwei Prozent der Bevölkerung aber 30 Prozent der Studenten Probleme hatten, die gesuchten Gesundheitsinformationen zu finden. Sie erklären diese Ergebnisse mit den spezifischeren Fragen der Studenten (vgl. Abb. 6), den höheren Ansprüchen an die Ergebnisqualität und der Tatsache, dass die Studenten nicht bereit waren, qualitativ minderwertige Informationen (z.B. Werbung oder unbewertete Seiten) aufzunehmen.

Auf Abruf verfügbares Wissen ist die Basis aller Entscheidungen, vorausgesetzt, Inhalt und Quelle sind verifiziert, zertifiziert oder zumindest von autorisierter Stelle bestätigt. Das Angebot an verständlichen Informationen zu neuen Therapieformen, Erkrankungen, Diagnosemöglichkeiten und Forschungsergebnissen ist in den vergangenen Jahren stetig zugenommen. Allerdings schwankt die Qualität der Angebote zwischen evidenzbasierter und neutraler Information einerseits und eindeutiger Produkt- und Leistungswerbung andererseits. Aber auch aus anerkannten Quellen können veraltete, mittlerweile überholte Informationen stammen. Es gibt im Internet nicht nur seriöse Anbieter, sondern auch „Wunderheiler" und „Wundermedikamente". In einer Studie wurden 136 Onlineangebote bezüglich der Einhaltung von Qualitätskriterien bewertetet. Dabei wurde festgestellt, dass sich nur sehr wenige Anbieter an ethische Kodes und die Standards des National Board for Certified Counselors (NBCC) hielten. Tatsächlich fand sich kein einziger Anbieter, der alle 12 überprüften Standards einhielt. Außerdem besaßen 49 Anbieter (35 %) nicht die notwendige Ausbildung oder keine offizielle Zulassung. Auch die Datensicherheit wurde weitestgehend vernachlässigt. Lediglich 22 % der Anbieter nutzten verschlüsselte Kommunikation.

Wissenschaftler sehen die Gefahr, dass irreführende Informationen zu einer falschen Einschätzung führen und den Patienten so zu unangebrachtem Denken und Handeln veranlassen. Dieses kann den Gesundheitszustand negativ beeinflussen oder zumindest zu falschen Entscheidungen führen. Man hält es für schwierig für den Nutzer, Glaubwürdigkeit und Wahrheitsgehalt einer Internetseite zu beurteilen, da sich dafür im Internet noch keine Indikatoren etabliert haben.

Trotz dieser nachweislichen Mängel halten 26,4 % der deutschen Internetnutzer Informationen im Internet für mehrheitlich oder sogar ganzheitlich korrekt. 71 % der Internetnutzer weltweit, die Gesundheitsinformationen im Internet suchen, stufen die gefundenen Informationen als glaubwürdig ein. In diesem Zusammenhang ist eine allgemeine Tendenz zu erkennen, eigene Risiken zu unterschätzen und den angebotenen Informationen zwar individuell unterschiedlich aber eher zu vertrauen. Dieses Vertrauen wird angesichts der Auswirkungen, die die Umsetzung solcher Informationen haben können, als äußerst problematisch bewertet. Um o.g. Risiken zu vermeiden gibt es die Möglichkeit, über Gesundheitsportale auf bewertete Informationen zuzugreifen. Da diese ihren Datenbestand allerdings nicht immer austauschen, erhält man so lediglich einen kleinen Ausschnitt der verfügbaren Informationen.

Zur Qualitätssicherung und zur breiten Sensibilisierung der Nutzer sind daher gezielte Maßnahmen notwendig. In Großbritannien, Frankreich, Australien und den USA bestehen nationale, staatlich finanzierte Gesundheitsportale, die dem Nutzer vergleichsweise hochwertige, qualitätsgeprüfte Gesundheitsinformationen zur Verfügung stellen (www.library.nhs.uk, www.has-sante.fr, www.healthinsite.gov.au, www.healthfinder.gov). Eine solch verlässliche Anlaufstelle für Gesundheitsinformationen existiert im deutschsprachigen Raum bislang nicht. Ein überstaatlich betriebenes Informationsmanagement wurde durch die Kommission der Europäischen Gemeinschaften aus Kostengründen abgelehnt. Die Weltgesundheitsorganisation (World Health Organization - WHO) versuchte, die Top-Level-Domäne (z.B. de, com oder org) „health“ für gesicherte Gesundheitsinformationen zu etablieren, scheiterte aber bereits in der Antragsphase bei der für die Einrichtung der Domänen zuständigen Organisation „Internet Corporation for Assigned Names and Numbers“ kurz ICANN.

Eine weitere Möglichkeit zur Informationsgewinnung bietet der Zugriff auf online verfügbare wissenschaftliche Fachzeitschriften, die Artikel erst nach einem so genannten Peer-Review-Verfahren veröffentlichen. Dabei werden die Artikel durch unabhängige Experten (im Englischen Peers) begutachtet und nur nach deren Zustimmung veröffentlicht. Somit wird ein Qualitätsmanagement erreicht, das allerdings für den Laien häufig drei Nachteile mit sich bringt: Erstens bringt die Güte des Review-Verfahrens einen gewissen Zeitverzug zwischen Entdeckung und Veröffentlichung neuer Erkenntnisse mit sich, was dazu führen kann, dass gerade eben erst veröffentlichte Informationen bereits veraltet sind. Zweitens werden die Artikel meist nur gegen eine Gebühr angeboten und richten sich drittens vornehmlich an Fachleute, was sich in Sprache, Struktur und häufiger Unverständlichkeit für den Laien ausdrückt. Zwei wesentliche Anforderungen werden an die Informationsversorgung von Patienten über das Internet gestellt. Zum einen müssen „relevante Informationen schneller gefunden werden können“, und zum anderen sollen „die nützlichen von nutzlosen Inhalten schneller zu unterscheiden sein“. Nachfolgend werden Wege beschrieben, wie diese Bedingungen erfüllt werden sollen.

3.1 Bewertung von Gesundheitsinformationen im Internet

> *„In der Fülle von Gesundheitsinformationen im Internet kann der Informationssuchende heute nicht mehr beurteilen, wie verlässlich (seriös) eine Information ist“ (Köhler & Hägele 2005, S. 62).*

Daher werden in diesem Abschnitt Methoden zur Qualitätssteigerung und Bewertung von Gesundheitsinformationen im Internet vorgestellt. Auch wenn die Kommunikationswissenschaften nach Beck, Schweiger u. Wirth (2004, S. 8) noch nicht über eine „Theorie der Qualität“ verfügen, so gibt es doch verschiedene Ansätze zur Bewertung der Qualität von Onlineangeboten. Ein Peer-Review kann dazu aber ausgeschlossen werden, da die Fülle der verfügbaren Dokumente nicht bewältigt werden kann. Gefordert wird daher einen automatisierter Validierungsprozess. Vorgeschlagen wird dazu eine Vorgehensweise in drei Schritten:

- Im ersten Schritt werden Quellen und Referenzen gesucht, auf die sich die zu bewertende Information stützt.
- Schritt 2 beinhaltet die Überprüfung der Quelle und den Abgleich von Information und Quelltext. So können Fehler im Quelltext, bei der Übernahme der Information oder durch inzwischen aktualisierte Quellen erkannt werden.
- Im dritten Schritt soll dann ein kritisches Verständnis vom Zusammenhang geschaffen werden, in dem die Information steht, um sicher zu gehen, dass es sich weder um eine Über- oder Untertreibung noch um vom Hintergrund losgelöste Behauptungen handelt.

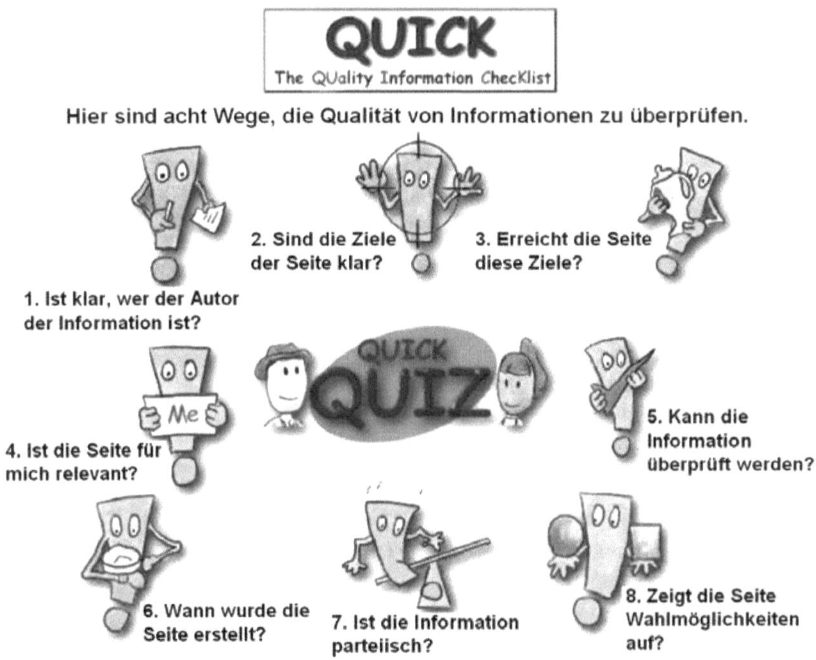
QUICK
The QUality Information ChecKlist
Hier sind acht Wege, die Qualität von Informationen zu überprüfen.
1. Ist klar, wer der Autor der Information ist?
2. Sind die Ziele der Seite klar?
3. Erreicht die Seite diese Ziele?
QUICK QUIZ
Me
4. Ist die Seite für mich relevant?
5. Kann die Information überprüft werden?
6. Wann wurde die Seite erstellt?
7. Ist die Information parteiisch?
8. Zeigt die Seite Wahlmöglichkeiten auf?

Abb. 16: QUality Information ChecKlist (QUICK)[14]

Mit der in Abb. 16 dargestellten Checkliste will das britische National

[14] Quelle: Quick 2008. Übersetzung durch den Autor mit freundlicher Genehmigung des National Institute for Health and Clinical Excellence, London, Großbritannien.

Institute for Health and Clinical Excellence den Internetnutzern eine systematische Bewertung von Internetinformationen ermöglichen. Dazu sollen Autoren und Ziele der Information ermittelt und überprüft werden, ob diese Ziele durch die Seite auch erreicht werden. Wie schon im Ablauf der Internetsuche in Abb. 5 beschrieben, muss auch kontrolliert werden, ob die Informationen überhaupt relevant sind. Anschließend sollte festgestellt werden, ob die getroffenen Aussagen überprüfbar sind. Dieses ist in der Regel durch die Angabe von wissenschaftlichen Quellen gegeben. Auch das Erstellungs- bzw. Aktualisierungsdatum der Information ist für die Bewertung entscheidend, da vor allem Gesundheitsinformationen einer ständigen Erkenntniserweiterung unterliegen. Wenn eine Therapiestätte und nicht eine Therapieform oder ein bestimmtes Medikament und nicht ein Wirkstoff empfohlen werden, dann sollte man diese Information als parteiisch einstufen. Gleiches gilt, wenn keine Alternativen angeboten werden, sondern nur auf einen bestimmten Weg fokussiert wird.

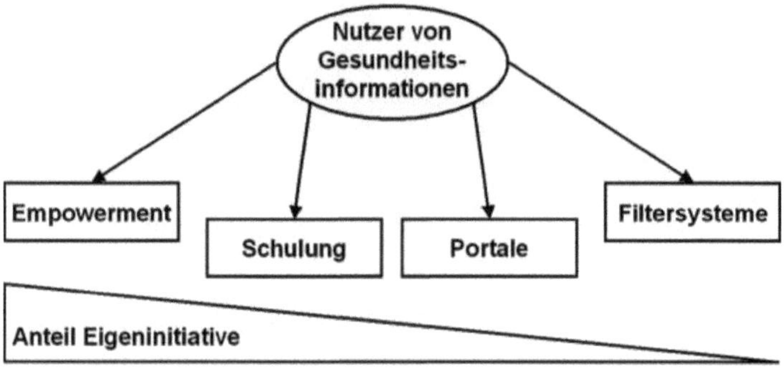

Abb. 17: Nutzerorientierte Strategien zur Qualitätssicherung[15]

Wie in Abb. 17 dargestellt, wird dieser autodidaktische Prozess als Empowerment (Ermächtigung) bezeichnet. Dabei wird Empowerment definiert als eine Charakteristik von Gruppen und Individuen, die diese mit Wissen und Zuversicht versorgt, um die in ihrem Sinne identifizierten Ziele bestmöglich zu verfolgen. Der durchgreifende Effekt von Empowerment wird allerdings von einigen amerikanischen Wissenschaftlern bezweifelt, da diese in ihren Analysen in den USA feststellten, dass nur ein kleinerer Anteil der Bevölkerung (ca. 25 %) Gesund-

[15] Quelle: Hautzinger 2004 in Anlehnung an Hebenstreit & Güntert 2001.

heitsinformationen aus dem Internet aufnimmt und diese in Entscheidungen zum Einkauf, zur Auswahl, zur Nutzung oder zur Bewertung von Gesundheitsleistungen einfließen lässt. Neben dem Empowerment gibt es mit abnehmendem Anteil an Eigeninitiative auch die Möglichkeiten der Schulung sowie die Nutzung von Portalen und Filtersystemen. Schulungen zur Internetnutzung für Patienten werden z.B. durch Vereine und Volkshochschulen angeboten. So bietet beispielsweise der Verein Hardware4Friends Bamberg-Forchheim e.V. den Kurs „Gesundheitswissen aus dem Internet“ an. Auf Portale wird in Abschnitt 3.3 genauer eingegangen. Filtersysteme bezeichnen automatisierte Systeme (meist Computerprogramme), die entweder anhand von Experten erstellten Positivlisten eine Auswahl von Informationen bereitstellen oder durch Nutzung von Negativlisten den Zugriff auf bestimmte Informationen verwehren. Filtersysteme bergen allerdings die Gefahr, mit der rasanten Veränderung des Informationsangebots nicht Schritt halten zu können. Außerdem sind die Kriterien für eine Filterung meist nicht bekannt.

Andererseits wird in der Filterung auch eine große Chance gesehen, wenn man dazu Technologien des Web 2.0 einsetzt. Das Web 2.0 beschreibt Plattformen im Internet, die Dienste anbieten. Dominiert werden Web-2.0-Anwendungen dabei von der Architektur der Teilhabe, die es Nutzern erlaubt, die Inhalte der Dienste aktiv mitzugestalten (Wikipedia, YouTube, XING, StudiVZ, MySpace usw.). Die Dienste können auch Filtersysteme sein, die auf Bewertungen durch Fachleute und interessierte Laien aufbauen. Allerdings fehlt es im Gesundheitswesen zurzeit noch an dem Willen zur Nutzung von Internettechnologie:

> „The health sector, however, somehow remains trapped in the pre-internet era“ (Deshpande u. Jadad 2006, S. 335).

Es lässt sich allerdings feststellen, dass die Nutzer bereits begonnen haben, Mechanismen des Web 2.0 (z.B. Newsgroups oder Foren) zu nutzen, um sich gegenseitig über Gesundheitsthemen zu informieren. Eine Initiative ist beispielsweise das Web of Trust (WOT, siehe Abschnitt 3.2.2). Mitglieder des WOT bewerten mittels einer Browsererweiterung (Add-On) Internetseiten in Bezug auf Vertrauenswürdigkeit, Zuverlässigkeit, Datenschutz und Jugendschutz. Diese Informationen sind dann für alle Nutzer abrufbar, die das WOT-Add-On installiert haben. Dieses und weitere Add-Ons werden in Abschnitt 3.2 im Detail beschrieben.

Bei der Auswertung einer Reihe von Studien zur Qualitätsbewertung von Gesundheitsinformationen im Internet wurden Kriterien wie Vollständigkeit, sachliche Korrektheit oder Auffindbarkeit ermittelt. Darüber hinaus werden folgende vier verschieden Perspektiven der Qualitätskriterien und Evaluation unterschieden:

- Entwickler,
- Forscher,
- Dritte und
- Nutzer.

Die Entwickler sind hauptsächlich an der kontinuierlichen Verbesserung ihres Angebots und der Webseiten sowie an der Bewertung ihrer Leistungsfähigkeit im Vergleich mit anderen Anbietern interessiert. Forscher wollen einen Beitrag zum Wissenstransfer leisten. Dritte, wie Bibliotheken, Portale, Gesundheitsorganisationen oder Zertifizierungsstellen wollen den Nutzer mit qualitätsgesicherten Gesundheitsinformationen versorgen. Der Nutzer letztendlich möchte befähigt werden, Gesundheitsinformationen zu bewerten, um somit die Spreu vom Weizen trennen zu können.

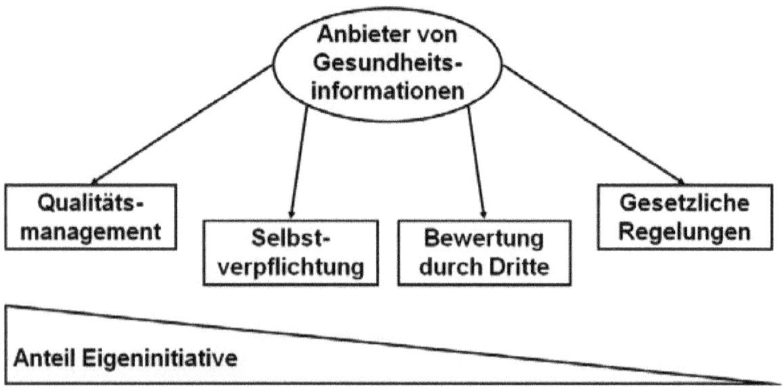

Abb. 18: Anbieterorientierte Strategien zur Qualitätssicherung[16]

Das Internetangebot wird im Allgemeinen in die Dimensionen: Inhalt, Technik, Darstellung und Interaktion eingeteilt. Unter diesen Oberbe-

[16] Quelle: Hautzinger 2004 in Anlehnung an Hebenstreit & Güntert 2001.

griffen lassen sich dann jeweils verschiedene Qualitätsmerkmale (z.B. Objektivität, Aktualität) definieren. Außerdem spricht man z.B. von Qualitätsmanagement, Selbstverpflichtung, Bewertung durch Dritte und gesetzliche Regelungen. Wobei, wie Abb. 18 zeigt, der Anteil an Eigeninitiative mit den Methoden abnimmt.

Qualitätsmanagement beinhaltet in diesem Zusammenhang Maßnahmen zur Verbesserung der Informationsangebote. Dieses kann sich sowohl auf den Inhalt aber auch auf z.B. Design, Barrierefreiheit oder Zugriffsgeschwindigkeit beziehen. Qualitätsmanagement ist zertifizierbar. Dabei haben sich die Normen der International Standardization Organization (ISO) 9001 und der European Foundation for Quality Management (EFQM) durchgesetzt. Im Gegensatz zur ISO setzt die EFQM nicht auf die Erfüllung von Vorgaben, sondern ermöglichte eine Selbstkontrolle durch Unterteilung des Selbstbewertungsprozesses in unterschiedliche Bereiche und Schritte.

Unter Selbstverpflichtung versteht man die Einhaltung von vorgegebenen Qualitätsrichtlinien, die ggf. durch Verleihung von Qualitätssiegeln bestätigt werden. Die Siegel werden dann zum Nachweis der Befolgung der Richtlinien auf der Webseite des Anbieters von Informationen platziert. Für die Bewertung durch Dritte gibt es verschiedene Verfahren. So können Informationen nach den Kriterien von DISCERN durch Laien oder Experten bewertet werden. Entwickelt wurde DISCERN ursprünglich in Großbritannien zur Bewertung gedruckter Gesundheitsinformationen, hat sich aber mittlerweile auch in deutscher Sprache für die Bewertung von elektronischen Informationen bewährt. Im Rahmen der Bewertung sind fünfzehn Fragen zu Qualitätsaspekten wie Zuverlässigkeit und Alternativen sowie eine zur Gesamtqualität zu beantworten.

Alternativ stellt das seinerzeit von der EU geförderte Projekt MedCIRCLE die Beschreibungssprache Health Information Disclosure, Description and Evaluation Language (HIDDEL) zur Bewertung von Gesundheitsinformationen zur Verfügung. HIDDEL nutzt dazu eine Ontologie auf der Datenbeschreibungssprache XML basierender Metadaten. Wie in Abb. 19 dargestellt können Anbieter, Nutzer und Experten HIDDEL verwenden, um Gesundheitsinformationen zu beschreiben. Allerdings scheint sich dieser gesundheitswissenschaftliche Ansatz des Webs 3.0 nicht durchgesetzt zu haben. Die MedCIRCLE-Webseite wird vom Autor und der Universität Heidelberg nicht mehr gepflegt und weist viele tote Links auf. Außerdem finden sich im Internet nur noch sehr vereinzelt Seiten, die mit HIDDEL beschrieben sind. Eine weitere Möglichkeit zur Bewertung durch Dritte zeigt das Portal DocCheck.com auf. Hier wird den Nutzern die Möglichkeit gegeben, Webseiten zu bewerten. Allerdings bezieht sich die Bewertung mit einer fünfstufigen Skala von „Sehr gut!“ bis „Mangelhaft!“ lediglich auf den Gesamteindruck.

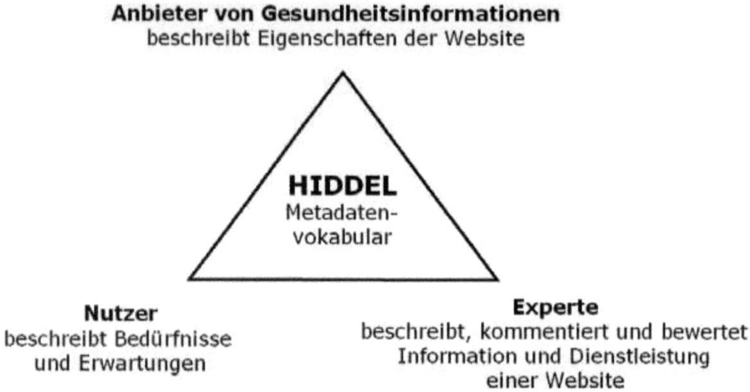
Anbieter von Gesundheitsinformationen
beschreibt Eigenschaften der Website
HIDDEL
Metadaten-
vokabular
Nutzer
beschreibt Bedürfnisse
und Erwartungen
Experte
beschreibt, kommentiert und bewertet
Information und Dienstleistung
einer Website

Abb. 19: Anwendung der Beschreibungssprache HIDDEL[17]

Gesetzliche Regelungen schränken die Anbieter von Gesundheitsinformationen zwar ein, haben aber nur einen regionalen Geltungsbereich. Je nach Gesetzeslage eines Staates und dessen Definition von freier Meinungsäußerung werden Anbieter unter Androhung von Strafe zur korrekten Information angehalten. Im weltumspannenden Medium Internet ist der Wirkungsgrad solcher staatlichen Interventionen allerdings begrenzt. Trotz dieser Einschränkungen kann man sich zumindest die Frage stellen,

> *„ob nicht gesetzliche Regelungen notwendig sind, um die Verbreitung falscher oder gefährlicher Informationen über das Internet zu unterbinden“ (Hebenstreit und Güntert 2001, S. 281).*

Zur Bewertung von Gesundheitsinformationen im Internet werden u.a. Negativlisten, Qualitätssiegel, Kriterienkataloge, Leitlinien sowie Bewertungen durch Mediziner oder Therapeuten als Bewertungsinstrumente genannt. Kriterienkataloge finden sich derzeit beispielsweise in

---

[17] Quelle: Eysenbach et al. 2001.

den Qualitätskriterien evidenzbasierter Patienteninformationen, den Quality Criteria for Health Related Websites der Kommission der Europäischen Gemeinschaften, den Guidlines for medical and health information sites on the Internet der American Medical Assosiation, den Qualitätskriterien für Elektronische Publikationen in der Medizin der Deutschen Gesellschaft für Medizinische Informatik, Biometrie und Epidemiologie, in der Checkliste zu Gesundheitsinformationen aus dem Internet der Verbraucherzentrale Nordrhein-Westfalen, in den Qualitätskriterien für Patienteninformationen von DISCERN, dem HON Code of Conduct der Health on the Net Foundation oder den Transparenzkriterien des Aktionsforums Gesundheitsinformationssystem. Die beiden letztgenannten vergeben auch Qualitätssiegel, mit denen der Betreiber einer Internetseite die Einhaltung der Kriterien bestätigt. Genau dieses ist allerdings schwer zu überprüfen, weshalb Qualitätssiegel für Webseiten im Allgemeinen umstritten sind. Qualitätssiegel alleine reichen nicht aus, um die Qualität einer Webseite und deren Inhalte zu sichern:

> *„The presence of seals of approval and certifications can mislead consumers and provide a false sense of security without rigorous verification" Baur u. Deering (2000, S. 5).*

Außerdem besteht das Problem der ausbleibenden regelmäßigen Überprüfung, welches es einmal positiv bewerteten Seiten gestattet, Fehlinformationen zu enthalten, ohne, dass die Bewertung widerrufen oder angepasst wird. In einer Untersuchung aus dem Jahre 1998 wurden 47 Organisationen mit Bewertungsinstrumenten für Gesundheitsinformationen anbietende Internetseiten identifiziert. Vier Jahre später stellte man fest, dass die Zahl auf 98 angestiegen war. Allerdings waren darin nur noch 9 der 1998 gefundenen 47 Organisationen enthalten. Nur 11 der 98 Organisationen machten Angaben zu ihren Bewertungskriterien, 1998 waren es noch 14. Dennoch wird Platz für verschiedene Akkreditierungsinstitutionen gesehen, solange dies nicht zu einer Verunsicherung der Internetnutzer führt, die häufig nicht zwischen legitimierten und selbsternannten Institutionen unterscheiden können. Die derzeit verfügbare Mittel zu Qualitätsbewertung von Gesundheitsinformationen werden daher von einigen Wissenschaftlern für ungeeignet gehalten, da sie vornehmlich Strukturaspekte und nicht die Inhalte betreffen und somit „entscheide Qualitätsaspekte einer evidenzbasierten Patienteninformation" (Köpke et al. 2005, S. 353) vernachlässigen.

3.2 Browsererweiterungen (Add-Ons)[18]

Browser wie der Internet Explorer oder Mozilla Firefox lassen sich durch Zusatzprogramme, sogenannte Add-Ons erweitern. In diesem Absatz sollen die Add-Ons *Adblock Plus, Flagfox, HONcode-Symbolleiste, IE-Tab* und *Web of Trust* erläutert werden.

3.2.1 Adblock Plus[19]

Adblock Plus ist eine Erweiterung für den Firefox, dessen primäres Ziel es ist, das Anzeigen von Werbung zu unterbinden. Dazu überprüft das Add-On alle Ladevorgänge, die von Webseiten ausgeführt werden, und blockiert diese, falls für die angefragte Adresse in einer Filterliste aufgeführt ist. Unmittelbar nach der Installation muss daher ein regionaler Filter ausgewählt werden. Die „EasyList Germany (Deutschland)" ist dabei zu empfehlen. Diese Liste wird von anderen Benutzern gewartet und automatisch in regelmäßigen Abständen aktualisiert. Der Filter kann jederzeit über den Menüpunkt Extras und dann „Adblock Plus – Einstellungen" geändert werden. Außerdem können zusätzlich auch wider Erwarten doch erscheinende Werbeeinblendungen blockiert werden. Dazu ist mit der rechten Maustaste auf die Werbung zu und in dem dann erscheinenden Kontextmenü auf „Adblock Plus: Grafik blockieren…" zu klicken.

3.2.2 Web of Trust[20]

Das Web of Trust (WOT) ist eine Initiative, bei der die Gemeinschaft, die Mitglieder des WOT, Internetseiten in Bezug auf Vertrauenswürdigkeit, Zuverlässigkeit, Datenschutz und Jugendschutz bewertet. Diese Informationen sind dann für alle Nutzer abrufbar, die das WOT-Add-On installiert haben. Dabei nutzt WOT eine Ampelfunktion (siehe Abb. 20). Grün bedeutet, dass die Seite überwiegend positiv bewertet wurde. Mit Gelb sind Seiten gekennzeichnet, die sowohl gute als auch schlechte Bewertungen haben und Rot zeichnet eine nicht-vertrauenswürdige Seite aus. Dabei wird

---

[18] Die Erweiterungen sind aus drucktechnischen Gründen nicht alphabetisch geordnet.

[19] https://addons.mozilla.org/de/firefox/addon/1865

[20] http://www.mywot.com/de

der Zugriff auf eine solche Seite erst einmal verwehrt und es erscheint ein Hinweis auf die negativen Bewertungen dieser Seite. Wer die Seite trotzdem aufrufen will, muss dieses durch einen Klick auf „*Warnung ignorieren und Website aufrufen*" bestätigen.

- **Ausgezeichnete Reputation.**
- **Gute Reputation.**
- **Ungenügende Reputation.** Bleiben Sie wachsam, und nutzen Sie die Website mit Vorsicht.
- **Schlechte Reputation.** Wenn Sie diese Website verwenden, dann nur mit größter Vorsicht. Vermeiden Sie Downloads.
- **Sehr schlechte Reputation.** Diese Website ist gefährlich. Es wird empfohlen, eine Website mit besserer Reputation zu verwenden.
- **Nicht genügend Anhaltspunkte vorhanden.** Geben Sie eine eigene Bewertung ab. Diese Website wurde von zu wenigen Personen bewertet.

Abb. 20: Kennzeichnung durch die WOT-Symbole[21]

Seiten, die noch nicht bewertet wurden, sind mit einer grauen Grafik gekennzeichnet. Wie jede durch die Gemeinschaft mit Inhalten versorgte (Web 2.0) Anwendung ist auch das WOT nicht gänzlich gegen Manipulation zu schützen. So kommt es beispielsweise vor, dass Anbieter ihre Konkurrenten mit schlechten Bewertungen diffamieren. Im Großen und Ganzen ist das WOT aber ein verlässlicher Schutz.

3.2.3 HONcode[22]

Das HONcode-Add-On besteht im Wesentlichen aus zwei Funktionen. Der HONcode-Status überprüft automatisch den Status der besuchten Webseite. Das HONcode-Siegel erscheint farbig, wenn die Webseite zertifiziert ist. Damit hat der Nutzer die Möglichkeit, qualitätsgeprüfte Gesundheitsinformationen zu erkennen. Mit der HONcode-Suche haben die Nutzer die Möglichkeit, die HON-

[21] Mit freundlicher Genehmigung der Against Intuition Inc.
[22] http://www.hon.ch/HONcode/Plugin/Plugins_de.html

Datenbank nach zertifizierten Webseiten zu durchsuchen. Dieses kann über die Sucheingabemaske erfolgen. Beim Internet Explorer können auch Textstellen markiert werden und die HONcode-Suche kann mit dem entsprechenden Eintrag im Kontextmenü der rechten Maustaste gestartet werden.

3.2.4 Flagfox[23]

Flagfox ist ein Add-On für den Firefox, das den Server-Standort der besuchten Webseite angibt. Mit Flagfox kann bei einem Betrugsverdacht in der Navigations-Symbolleiste überprüft werden, wo sich der gerade besuchte Server befindet. Flagfox zeigt dazu die Landesflagge des Staates an, in dem sich der Server befindet. Dieses ist unabhängig von der Top-Level-Domain wie ".de" oder ".at". Klickt man auf das Flaggen-Symbol öffnet sich ein neues Fenster mit Informationen zu der Webseite und gibt den genauen Server-Standort auf einer Karte an.

3.2.5 IE-Tab[24]

Dieses Add-On erlaubt es, den Internet Explorer innerhalb von Tabs des Firefox zu benutzen. Damit können für den Internet Explorer optimierte Seiten besser angezeigt werden. Auch Seiten, die zwingend den Internet Explorer verlangen, wie zum Beispiel das Windows Update, können damit im Firefox ausgeführt werden. Nach der Installation stehen ein Menüleisteneintrag und ein Statusleistensymbol zum Umschalten der Funktionalität zur Verfügung. Auch Lesezeichen können über das Kontextmenü der rechten Maustaste im Internet-Explorer-Modus geöffnet werden.

3.3 Gesundheitsportale

Gesundheitsportale liefern dem informationssuchenden Nutzer einen Einstieg in die Themengebiete rund um die Gesundheit. Sie werden auch als internetbasierte Gesundheitsinformationssysteme bezeichnet, die „Informationen über Gesundheit, Krankheiten und das Gesundheitswesen in laiengerechter Form“ (Horsch & Handels 2005, S. 699)

[23] https://addons.mozilla.org/de/firefox/addon/5791
[24] https://addons.mozilla.org/de/firefox/addon/1419

anbieten. Fast alle Portale finanzieren sich durch Werbung, die bei seriösen Anbietern als solche deutlich erkennbar, abgegrenzt an den Rändern eingeblendet wird. Nachfolgend wird eine kurze Auswahl der mit mindestens einem der o.g. Qualitätskriterien arbeitenden Portale präsentiert.

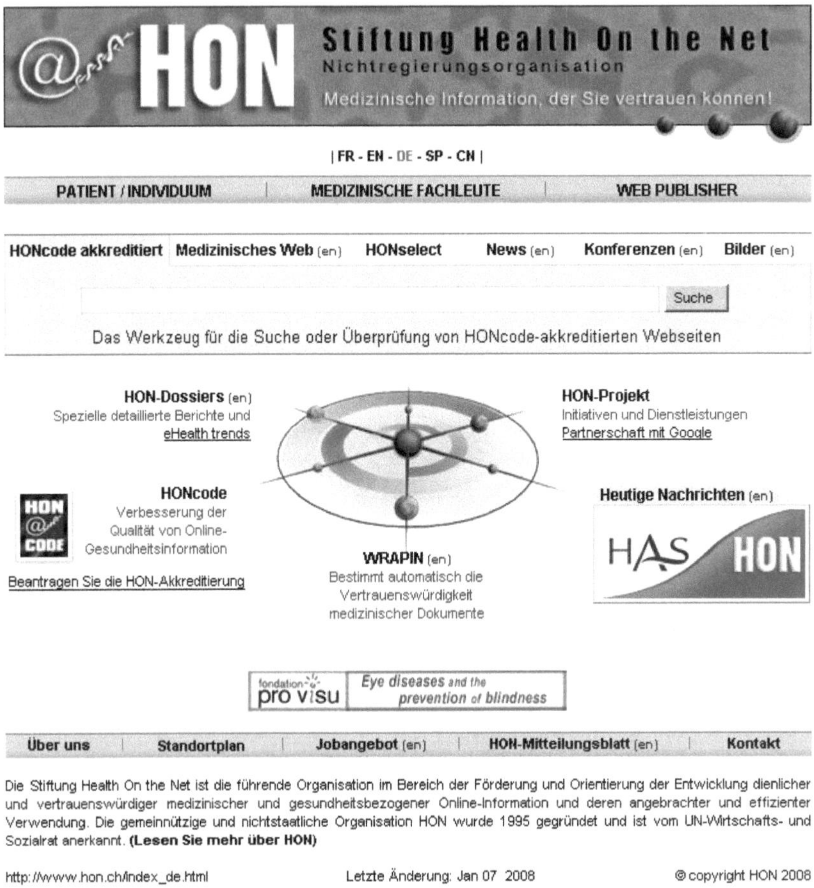

Abb. 21: Internetportal der Health On the Net Foundation (HON)[25]

Die Health On the Net Foundation (www.hon.ch) mit Sitz in der Schweiz stellt auf Ihrem mehrsprachigen Portal verschieden Suchfunk-

[25] Mit freundlicher Genehmigung der Health On the Net Foundation.

tion zur Verfügung (siehe Abb. 21). Dabei kann u.a. nach allen indizierten Seiten, nach Seiten mit dem HONCode-Qualitätssiegel und nach medizinischen Fachbegriffen, den sogenannten Medical Subject Headings (MeSH), gesucht werden. Für Links aus dem Gesamtindex werden, wenn verfügbar, Zusatzinformationen wie Untertitel, Beschreibung, Standort des Servers, Schlüsselwörter, Datum der Indizierung und die Art der Akkreditierung angezeigt. HON wird nicht als Klassifizierung oder Auszeichnung verstanden, sondern als eine Gemeinschaft, die allgemeine Prinzipien teilt. Zu Beginn des Aufnahmeprozesses wird jeder Webadministrator auf Defizite seiner Seite aufmerksam gemacht und aufgefordert, diese zu bereinigen.

Netdoktor.de ist eines der deutschsprachigen Portale, die mit dem HONCode-Qualitätssiegel versehen sind. Dabei sind bei NetDoktor.de Informationen zu verschiedenen Themen rund um Gesund- und Krankheit verfügbar. Diese Informationen lassen sich entweder über verlinkte Begriffe anwählen oder über eine Suchfunktion recherchieren. Auf Informationen anderer Anbieter aus dem Internet wird nicht zurückgegriffen. Ähnlich funktionieren auch GesundheitPro.de, Onmeda.de und Vitanet.de, die aber zusätzlich noch mit dem Qualitätssiegel des afgis ausgezeichnet sind. Onmeda.de nutzt allerdings den auf Seite 26 beschriebenen, datenschutzrechtlich bedenklichen Dienst Google Analytics. Auf diesen Dienst und die Deaktivierungsmöglichkeiten wird zwar hingewiesen, dieses geschieht allerdings erst auf der 4. Seite der Datenschutzbestimmungen.

Die Art der Informationsbereitstellung ist bei dem mit dem HONCode-Qualitätssiegel ausgestatteten Portal Patienten-Information.de ähnlich. Allerdings werden hier nicht portaleigene, sondern Seiten von anderen Anbietern bereitgestellt, welche zum Teil nach den Kriterien von DISCERN bewertet werden. MedInfo.de, der derzeit größte deutschsprachige Webkatalog für Gesundheitsthemen, nutzt vergleichbare Mechanismen, listet aber weiter unten in der Ergebnisliste auch unbewertete Informationen. Außerdem werden noch Zusatzinformationen, z.B. Herkunftsland, weitere Gütesiegel oder die Organisation, zu den aufgelisteten Seiten angeboten. Zusätzlich kann sich der Nutzer mit einem Info-Buttler über Änderungen zu bestimmten Themen per E-Mail informieren lassen. Das Portal DocCheck.com geht einen anderen Weg. Hier haben Nutzer die Möglichkeit, die Qualität von Inhalten zu bewerten. Diese Bewertungen sind dann in der Kopfzeile eines Artikels sichtbar. Auch DocCheck nutzt Google Analytics und weist im Impressum vollständig auf alle diesen Dienst begleitenden Umstände hin.

Auch die Stiftung Warentest hat in ihrem Heft 6/2009 zwölf gängige Gesundheitsportale getestet. Am besten (mit „gut“) wurden dabei die Portale GesundheitPro.de, NetDoktor.de und Vitanet.de bewertet. Kritisiert wird, dass die getesteten Portale teilweise komplizierte Suchmechanismen und nicht eindeutige Navigationselemente haben. Weiterhin ist die gewählte Sprache gelegentlich mehr für Fachpersonal als für Laien geeignet. Zusätzlich wurden die Ergebnisse mit der Online-Enzyklopädie Wikipedia verglichen und es wurde festgestellt, dass diese den meisten Portalen in vielen Gesichtspunkten überlegen ist (siehe auch Abschnitt 4.4.6).

Die Bereitstellung der qualitativ höherwertigen Informationen durch die Gesundheitsportale ist äußerst ressourcenintensiv. Daher kann die Geschwindigkeit, in der diese Informationen aufgearbeitet werden, nicht mit der von minderwertigen Informationen mithalten. Aufgrund der begrenzten Reichweite von nationalen Gesetzen gibt es hier zwar keine Möglichkeit zur staatlichen Regulierung, gefordert werden aber einheitliche, qualitätsgeprüfte Qualitätssiegel. Schon 1998 wurde festgestellt, dass kein Standard für die Bewertung von Informationsversorgung über das Internet existiert. Es wurde gefordert, dass die Evaluation über eine Bewertung des Inhalts hinausgehen und sich dem Einfluss auf Gesundheitsentscheidungen, Behandlungsergebnisse und Ressourceneinsatz widmen sollte.

Dieses fordern auch Wissenschaftler, die Studien zum Einfluss von Gesundheitsinformationen aus dem Internet auswerteten, welche aber nur bedingt den Ansprüchen wissenschaftlicher Forschung genügten:

> *„the methodological quality of many studies was poor“, „Well-designed controlled studies, instead of anecdotes and opinions, about the risks and benefits of using the Internet are urgently needed“ (Bessell et al. 2002, S. 28).*

In Ansätzen konnten allerdings erste Indizien für einen möglichen positiven Einfluss von Gesundheitsinformationen im Internet auf die Gesundheit der Nutzer ausgemacht werden. Der Mangel an wissenschaftlichen Untersuchungen kann zum einen dadurch erklärt werden, dass die Gesundheitsberatung im Internet ein sehr junges, sich entwickelndes Phänomen ist und zum anderen, dass für diese Art der Untersuchung erst neue Methoden entwickelt werden müssen.

Beispielsweise wird die Entwicklung einer zentralen Datenbank vorgeschlagen, in der alle im Internet verfügbaren Gesundheitsinformationen abgelegt sind. Über definierte Schnittstellen sollten diese dem Nutzer zur Verfügung gestellt werden. Die Informationsaufnahme in die Datenbank soll von berechtigten Benutzern gesteuert werden. Für die Pflege der Informationen sollen ausgewählte Experten und interessierte Laien gewonnen werden. Dabei sollen Qualitätsfilter angewandt werden, um den Nutzer vor falschen Informationen zu schützen. Als größte Herausforderung für die Realisierung wird dabei nicht die Machbarkeit, sondern die Finanzierung gesehen.

4. Angebote von Gesundheitsinformationen im Internet

In diesem Kapitel werden konkrete, qualitätsbewertete Informationsquellen beschrieben, die über die Angebote der in Abschnitt 3.3 beschriebenen Gesundheitsportale hinaus gehen. Dabei werden sowohl die zur Verfügung gestellten Informationen als auch deren Anbieter beschrieben. Dieses soll den Nutzern die Möglichkeit geben, die richtigen Informationen für ihre Bedürfnisse zu finden. Die jeweiligen Internetadressen finden sich in den Fußnoten. Sollten die Adressen nicht mehr aktuell sein, so können *kursiv* gedruckte Begriffe und Begriffskombinationen in eine Suchmaschine eingegeben werden, was mit hoher Wahrscheinlichkeit zu aktuellen Adresse des jeweiligen Anbieters führt. Zusätzlich zu den hier genannten Quellen bieten quasi alle Krankenkassen Gesundheitsinformationen auf ihren Portalen an.

4.1 Medizinische Informationssysteme

Medizinische Fachgesellschaften und Forschungsinstitute stellen Informationssysteme für Experten und Laien zur Verfügung. In den meisten Fällen sind die zur Verfügung gestellten Informationen evidenzbasiert (evidence, engl. für Beleg/Beweis). Unter *Evidenzbasierter Medizin* wird die Verbindung von praktischer ärztlicher Erfahrung mit den besten verfügbaren Ergebnissen aus Forschung verstanden. Nachfolgend wird ein Auszug dieser Angebote beschrieben.

4.1.1 Arbeitsgemeinschaft der Wissenschaftlichen Medizinischen Fachgesellschaften[26]

In der Arbeitsgemeinschaft der Wissenschaftlichen Medizinischen Fachgesellschaften e.V. (AWMF) sind über 150 wissenschaftliche Fachgesellschaften aus allen Bereichen der Medizin zusammengeschlossen. Die Internetseite soll Wissenschaftler im Bereich der Medizin, aber auch die breite Öffentlichkeit, über alle Aktivitäten der AWMF informieren.

[26] http://www.awmf-online.de

4.1.2 *Ärztliches Zentrum für Qualität in der Medizin*[27]

Das Ärztliche Zentrum für Qualität in der Medizin (ÄZQ) ist das gemeinsame Kompetenzzentrum von Kassenärztlicher Bundesvereinigung (KBV) und Bundesärztekammer (BÄK) für Patienteninformationen, medizinische Leitlinien, Evidenzbasierte Medizin, Patientensicherheit und Wissensmanagement.

4.1.3 *Das Deutsche Cochrane Zentrum*[28]

Das Deutsche Cochrane Zentrum ist Teil eines internationalen Netzwerkes von Wissenschaftlern, Methodikern und Ärzten, dessen wesentliche Aufgabe die Erstellung, Verbreitung und Aktualisierung von Übersichtsarbeiten in der Medizin ist. Diese Übersichtsarbeiten werden der Öffentlichkeit in einer Datenbank zur Verfügung gestellt. Sie bieten damit eine wissenschaftlich fundierte Informationsgrundlage für die Beurteilung des aktuellen Standes der klinischen Forschung. Außerdem werden Kurzzusammenfassungen für Laien zur Verfügung gestellt.

4.1.4 *Patientenleitlinien*[29]

Die von der Universität Witten/Herdecke zur Verfügung gestellten Patientenleitlinien sind gut verständliche, medizinische Informationen, die helfen sollen, Krankheiten, Untersuchungs- und Behandlungsmethoden besser zu verstehen. Die Patientenleitlinien der Seite werden von Gesundheitsfachleuten und Ärzten entwickelt. Die Inhalte sind anhand von wissenschaftlichen Studien entwickelt (evidenzbasiert) und werden regelmäßig aktualisiert.

4.1.5 *Robert Koch Institut*[30]

Das Robert Koch-Institut (RKI) ist ein Bundesinstitut des Bundesministeriums für Gesundheit. Das RKI dient der Krankheitsprävention und -überwachung. Es ist die zentrale Einrichtung der Bundesregierung auf dem Gebiet der maßnahmen- und anwendungsorientierten biomedizinischen Forschung. Die Hauptaufgaben des RKI sind das Erkennen, Verhütung und Bekämpfung von Krankheiten, insbesondere von Infektionskrankheiten. Weiterhin werden wissenschaftliche Erkenntnisse als

---

[27] http://www.aezq.de
[28] http://www.cochrane.de
[29] http://www.patientenleitlinien.de
[30] http://www.rki.de

Basis für gesundheitspolitische Entscheidungen erarbeitet. Dabei widmet sich das RKI vorrangige der wissenschaftlichen Untersuchung, der epidemiologischen und medizinischen Analyse und Bewertung von Krankheiten mit hohem Verbreitungsgrad, hoher Gefährlichkeit sowie gesundheitspolitischer oder hoher öffentlicher Bedeutung. Das RKI wirkt bei der Entwicklung von Standards und Normen mit. Es berät und informiert die Fachöffentlichkeit sowie zunehmend auch die breite Öffentlichkeit.

4.2 Arzneimittel-Informationssysteme

Informationen zu Arzneimitteln werden zur Verbesserung der Sicherheit und der Transparenz sowie zur Kontrolle des therapiegerechten Einsatzes öffentlich zur Verfügung gestellt. Arzneimittel-Informationssysteme bieten Informationen über Arzneimittelnamen, Darreichungsformen und Zulassungsinhaber und arzneilich wirksame Bestandteile.

4.2.1 Arzneimittelkommission der deutschen Ärzteschaft[31]

Die Arzneimittelkommission der deutschen Ärzteschaft (AkdÄ) ist ein wissenschaftlicher Fachausschuss der Bundesärztekammer. Sie berät diese und die Kassenärztlichen Bundesvereinigung in allen Fragen der Arzneimittelsicherheit und Arzneibehandlung. Die AkdÄ erfasst, dokumentiert und bewertet außerdem Verdachtsfälle unerwünschter Arzneimittelwirkungen, die ihr aus der deutschen Ärzteschaft mitgeteilt werden müssen.

4.2.2 PharmNet.Bund[32]

Über das Internet bietet das Deutsche Institut für Medizinische Dokumentation und Information (DIMDI) fundiertes Medizinwissen an (siehe auch Abschnitt 4.3.6). Außerdem verantwortet es ein Programm zur Bewertung gesundheitsrelevanter Verfahren. Das DIMDI arbeitet in allen Aufgabenbereichen eng mit nationalen und internationalen Institutionen zusammen. Mit PharmNet.Bund.de stellt das DIMI ein integriertes Arzneimittel-Informationssystem des Bundes und der Länder zur Verfügung, das die bundesweit verfügbaren amtlichen Zulassungs- und

---

[31] http://www.akdae.de
[32] http://www.pharmnet-bund.de

Registrierungsdaten bereitstellt.

4.2.3 Stiftung Warentest[33]

Die Stiftung Warentest hat über 9.000 Medikamente für 185 Anwendungsgebiete bewertet und erläutert die Krankheiten, für die sie einzusetzen sind. Die Datenbank wird fortlaufend aktualisierte und ermöglicht so auch Preisvergleiche. Unterschieden wird dabei, ob die Medikamente selbst gekauft oder vom Arzt verschrieben wurden.

4.2.4 Arzneimittelscout[34]

Der Bundesverband der Arzneimittel-Hersteller e.V. (BAH) stellt für rezeptfreie Medikamente den Arzneimittelscout zur Verfügung. Die auf den Seiten des BAH angebotenen Informationen zu den Anwendungsgebieten der Arzneimittel beruhen auf dem neuesten Stand der medizinisch-pharmazeutischen Wissenschaft und sind firmen- und produktneutral formuliert. Dabei stellen die jeweiligen Arzneimittel-Hersteller die Produktinformationen zur Verfügung.

4.3 Seiten von Öffentliche Institutionen und Verbänden

Behörden, Institute und Verbände informieren die Bevölkerung im Internet über Gesundheitsthemen. Dabei widmen sie sich aktuellen Themen (z.B. der „Schweinegrippe“), zeitlosen Themen (z.B. HIV, Lebensmittelsicherheit oder gesunde Lebensweise) oder Spezialthemen wie z.B. der Sicherheit von Impfstoffen oder der Qualität von Medizinprodukten.

4.3.1 Bundesministerium für Gesundheit[35]

Im Mai 2005 startete das Bundesministerium für Gesundheit die bundesweite Kampagne "Bewegung und Gesundheit". Damit soll ein gesunder Lebensstil gefördert und gezeigt werden, dass es einfach ist, sich mehr zu bewegen. Geist und Seele können zum Beispiel durch regelmäßige Spaziergänge trainiert werden. Gesundheitsbewusstes Verhalten steigert die Lebensfreude und hilft, Krankheiten vorzubeugen (siehe auch Abschnitt 4.8.2).

---

[33] http://www.stiftung-warentest.de/medikamente
[34] http://www.arzneimittelscout.de
[35] http://www.die-praevention.de

4.3.2 Bundeszentrale für gesundheitliche Aufklärung[36]

Für die staatliche Gesundheitspolitik ist die gesundheitliche Aufklärung von hohem Interesse. In Deutschland wird sie von allen staatlichen Ebenen unter Einbindung der Betroffenen durchgeführt. Diese Aufgabe nimmt auf Bundesebene die Bundeszentrale für gesundheitliche Aufklärung (BZgA) als Fachbehörde des Bundesministeriums für Gesundheit wahr. Die BZgA erarbeitet u.a. Richtlinien und Grundsätze für Methoden und Inhalte der praktischen Gesundheitserziehung. Als beauftragte für die Prävention und Gesundheitsförderung will die BZgA, die Bereitschaft und die Möglichkeiten des Einzelnen zu sachgerechter Nutzung des Gesundheitssystems sowie zu gesundheitsgerechtem und verantwortungsbewusstem Verhalten zu fördern.

4.3.3 Bayerisches Landesamt für Gesundheit und Lebensmittelsicherheit[37]

Für die Bereiche Gesundheit, Lebensmittelsicherheit, Veterinärmedizin, Produktsicherheit und Arbeitsschutz in Bayern ist das Bayerische Landesamt für Gesundheit und Lebensmittelsicherheit (LGL) die zentrale Fachbehörde des bayerischen Staatsministeriums für Umwelt, Gesundheit und Verbraucherschutz. In erster Linie ist das LGL auf wissenschaftlicher Basis als Dienstleister tätig indem es durch seine Arbeit die Behörden des öffentlichen Gesundheitsdienstes, des und des amtlichen Veterinärwesens sowie die amtliche Lebensmittelüberwachung unterstützt. Das LGL erfasst, bewertet und bewältigt vorausblickend gesundheitliche Risiken für die Bevölkerung. Verbraucher sollen durch umfassende Informationen vor Täuschung und Irreführung geschützt werden, dazu werden die Ergebnisse für Fachleute und Verbraucher detailliert und aktuelle aufbereitet.

4.3.4 Deutsche Gesellschaft für Ernährung[38]

Die Deutsche Gesellschaft für Ernährung (DGE) befasst sich mit allen Fragen auf dem Gebiet der Ernährung und ermittelt den diesbezüglichen Forschungsbedarf. Sie unterstützt die ernährungswissenschaftliche Forschung, informiert über neue Entwicklungen und Erkenntnisse und

[36] http://www.bzga.de
[37] http://www.lgl.bayern.de
[38] http://www.dge.de

verbreitet diese durch Veranstaltungen und Publikationen. Mit Qualitätssicherung in der Ernährungserziehung und -beratung sowie der Ernährungsaufklärung will die DGE die vollwertige Ernährung fördern, deren Qualität sichern und dadurch einen Beitrag für die Gesundheit der Bevölkerung leisten. Dazu werden anhand wissenschaftlicher Bewertung Empfehlungen abgegeben.

4.3.5 Institut für Qualität und Wirtschaftlichkeit im Gesundheitswesen[39]

Das Institut für Qualität und Wirtschaftlichkeit im Gesundheitswesen (IQWiG) ist eine fachlich unabhängige wissenschaftliche Einrichtung der privaten und gemeinnützigen Stiftung für Qualität und Wirtschaftlichkeit im Gesundheitswesen. Es unterstützt evidenzbasierte Entscheidungen in Gesundheitsfragen. Dabei konzentriert sich das IQWiG auf die Bewertung der Qualität, der Wirtschaftlichkeit und des Nutzens medizinischer Leistungen und die Veröffentlichung dieser Bewertungsergebnisse. Unter anderen befasst sich das Institut mit dem Nutzen diagnostischer und therapeutischer Maßnahmen und der Bewertung von klinischen Leitlinien. Es versteht sich als wissenschaftliche Informationsquelle für die Öffentlichkeit. Auf der Seite Gesundheitsinformation.de trägt das IQWiG zur Aufklärung der Öffentlichkeit in gesundheitlichen Fragen bei. Die Website enthält Verbraucher- und Patienteninformationen und stützt sich auf wissenschaftliche Publikationen des Instituts.

4.3.6 Deutsches Institut für medizinische Dokumentation und Information[40]

Das Deutsche Institut für medizinische Dokumentation und Information (DIMDI) publiziert über das Internet fundiertes Medizinwissen. Außerdem betreut es wichtige medizinische Terminologien und Klassifikationen, die von Bedeutung für die Gesundheitstelematik sind, und betreibt ein Programm zur Bewertung gesundheitsrelevanter Verfahren. Außerdem entwickelt das DIMDI moderne Softwareanwendungen und betreibt ein eigenes Rechenzentrum für den Betrieb und den Zugriff auf die Informationssysteme und die ergänzenden Datenbanken.

[39] http://www.gesundheitsinformation.de
[40] http://www.dimdi.de

4.3.7 Paul-Ehrlich-Institut[41]

Das Paul-Ehrlich-Institut (PEI) wurde vor über hundert Jahren gegründet und ist heute eine Einrichtung des Bundesministeriums für Gesundheit für verschiedene Aufgaben, die das deutsche und europäische Arzneimittelgesetz vorsehen. Dazu gehören u.a. die Zulassung bestimmter Arzneimittelgruppen und die Genehmigung klinischer Prüfungen. Das PEI konzentriert sich auf biomedizinische Arzneimittel. Darunter fallen u.a. Impfstoffe für Mensch und Tier, Antikörper enthaltende Arzneimittel, Allergene für Therapie und Diagnostik, Blut und Blutprodukte sowie Arzneimittel für Gentherapie und Zelltherapie. Ziel ist es, der Bevölkerung Arzneimittel mit positivem Nutzen-Risiko-Verhältnis zugänglich zu machen. Das PEI berät Organisationen und Einrichtungen im nationalen (Bundesländer, -regierung) und internationalen (Europäische Arzneimittelbehörde, Weltgesundheitsorganisation, Europarat, Europäische Kommission und andere) Umfeld. Auf seiner Internetseite informiert das PEI z.B. über die Sicherheit von Impfstoffen.

4.4 Nachschlagewerke

Nachschlagewerke sind Informationssammlung, in denen dokumentiertes Wissen nach alphabetischen oder systematischen Kriterien organisiert ist und nach solchen durchsucht werden kann. Gesundheitswissen ist dabei entweder in Spezialwerken oder in umfangreichen allgemeinen Enzyklopädien abgelegt.

4.4.1 DocMedicus Gesundheitslexikon[42]

Die Deutsche Gesellschaft für Nährstoffmedizin und Prävention (DGNP) bietet in ihrem DocMedicus Gesundheitslexikon evidenzbasierte medizinische Informationen rund um das Thema Präventions- und Nährstoffmedizin. Mit der Präventionsmedizin als Schlüssel zur Gesundheit können Menschen Vitalität, Wohlbefinden und Leistungsfähigkeit bis ins hohe Alter erhalten. DocMedicus bietet Informationen über die wichtigsten Krankheiten und Symptome. Dazu gehören die Aufklärung zu Risikofaktoren und Ursachen, die Labor- und Medizingerätediagnostik, die Behandlung der Erkrankung und ihre Alternativen

---

[41] http://www.pei.de
[42] http://www.gesundheits-lexikon.com

sowie Hinweise zur Vorbeugung. Die integrierte Arztsuche ermöglicht es, themenbezogen, das heißt krankheits-, diagnose- und therapiebezogen, einen Arzt in der jeweiligen Nähe zu finden.

4.4.2 Heilpflanzen-Katalog[43]

Der Heilpflanzen-Katalog von Isolde Altersberger, einer Apothekerin für Klinische Pharmazie, vermitteln einen allgemeinen Überblick der Verwendung gebräuchlicher Heilpflanzen.

4.4.3 Laborlexikon[44]

Das Laborlexikon ist eine unabhängige und ausschließlich facharztbetreute Informationsquelle für Laborwerte. Dazu werden die Bezeichnungen der Laborwerte klar strukturiert und übersichtlich gegliedert dargestellt. Um die Nutzer umfassend zu informieren gibt es auf der Seite zahlreiche interne Links zu weiterführenden Informationen und zu vielen angrenzenden Teilbereichen der Labormedizin. Zu den meisten Bezeichnungen werden eine detaillierte Beschreibung sowie Informationen zur Vorbereitung, zu den Normwerten, zur Konsequenz einer Abweichung und zur dann notwendigen Therapie bereitgestellt.

4.4.4 Vitamin-Lexikon[45]

Das Vitamin-Lexikon von Daniel Krause bietet detailierte Informationen zu den gebräuchlichsten Vitaminen. Allerdings werden auf derselben Seite auch Nahrungsergänzungsmittel und Produkte aus dem Bereich der Sportlernahrung angeboten. Eine Trennung von redaktionellen Inhalten und dem Produktmarketing erfolgt nicht.

4.4.5 Zusatzstoffe-Lexikon[46]

Der Verein Verbraucher Initiative hat sich dem ökologischen, gesundheitlichen und sozialen Verbraucherschutz verschrieben. Er möchte als Lobby-Organisation der kritischen Verbraucher für eine sozial verträgliche und ökologische Produktion von Waren eintreten. Dazu veröffentlicht der Verein Informationen über Hintergründe der Märkte und der Produktion.

---

[43] http://www.heilpflanzen-katalog.de
[44] http://www.laborlexikon.de
[45] http://www.vitamine-lexikon.de
[46] http://www.zusatzstoffe-online.de

In seinem Zusatzstoffe-Lexikon listet der Verein alle europaweit zugelassenen Zusatzstoffe für Lebensmittel. Für jeden Lebensmittelzusatzstoff bietet das Lexikon ausführliche Informationen zur Art und Herstellung und zu den Einsatzgebieten sowie eine gesundheitlicher Bewertung. Die Quellen zu diesen Informationen sind u.a. wissenschaftliche und juristische Fachliteratur, einschlägige Gesetze sowie wissenschaftliche Stellungnahmen verschiedener Gremien, Komitees und Instituten.

4.4.6 Wikipedia[47]

Die Wikipedia ist eine mehrsprachige Online-Enzyklopädie. Die Bezeichnung Wikipedia setzt sich aus „Wiki" (schnell) und „Encyclopedia" (Enzyklopädie) zusammen. Freiwilligen weltweit erstellen und überarbeiten die Artikel der Online-Enzyklopädie gemeinsam. Jeder Internetbenutzer kann die Artikel nicht nur lesen, sondern auch (sogar anonym) bearbeiten. In einem nicht immer konfliktfreien Bearbeitungsprozess bleibt letztendlich erhalten, was von der Gemeinschaft der Mitarbeitenden akzeptiert wird. Auch wenn jeder die Informationen in Wikipedia jederzeit ändern kann, sollte die „Weisheit der Vielen" (Surowiecki 2007) nicht unterschätzt werden. Von einer Information, die drei Tage unverändert im System von Wikipedia verbleibt, kann erst einmal angenommen werden, dass sie nicht komplett falsch ist.

So hat die Stiftung Warentest bei ihrem Test von Gesundheitsportalen auch die jeweiligen Informationen in der Wikipedia geprüft und festgestellt, dass sie in den Punkten Vollständigkeit der Information und Textverständlichkeit sowie Handhabung der Website allen Portalen überlegen war: "nirgendwo im Test werden die Informationen so übersichtlich präsentiert wie dort" (Stiftung Warentest 2009).

4.5 Fachliteraturdatenbanken

Fachliteraturdatenbanken stellen Fachinformationen zur Verfügung. Zu diene Fachinformationen zählen u.a. Fachbücher, Monografien, Lehrbücher, Handbücher, Bedienungsanleitungen, Rechtstexte, Regelwerke der Standardisierung, Nachschlagewerke, Fachzeitschriften und die in

---

[47] http://www.wikipedia.de

ihnen enthaltenen Fachartikel.

4.5.1 Google Scholar[48]

Google Scholar ist ein Suchdienst der Firma Google Inc., der die wissenschaftliche Recherche unterstützt. Wissenschaftler, aber auch Schüler, Studenten und andere können mit Hilfe dieses Suchdienstes wissenschaftliche Veröffentlichungen durchsuchen. Dazu durchsucht Google Scholar zahlreiche Publikations- und wissenschaftliche Server. Im Wesentlichen werden dabei Artikel aus Fachzeitschriften ausgegeben. Allerdings sind nicht alle Artikel kostenfrei verfügbar, sodass für einige nur Zusammenfassungen angeboten werden.

4.5.2 PubMed[49]

PubMed ist eine englischsprachige Datenbank mit Zugriff auf verschiedene (auch deutschsprachige) medizinische Artikel in Fachzeitschriften. Die Verschlagwortung erfolgt nach medizinischen Oberbegriffen den Medical Subject Headings (MeSH).

4.5.3 Deutsche Zentralbibliothek für Medizin[50]

Die Deutsche Zentralbibliothek für Medizin (ZB MED) ist die größte Medizinbibliothek Europas und die zweitgrößte der Welt. Sie ist die Zentrale Fachbibliothek für Medizin, Gesundheitswesen und ihre Grundlagenwissenschaften, sowie für Ernährung, Umwelt und Agrarwissenschaften. Auf ihrer Webseite bietet die ZB MED zwei spezielle Suchmaschinen an. MEDPILOT[51] ist eine medizinische Fachliteraturdatenbank, die allerdings nur die bibliographischen (z.B. Autoren, Titel, Zeitschrift) Angaben eines Artikels bereitstellt. Wer den Artikel lesen möchte, muss ihn kostenpflichtig bestellen. Nach dem gleichen Prinzip funktioniert die Suchmaschine GREENPILOT,[52] die allerdings für Informationen zu den Themen Ernährung, Umwelt und Landwirtschaft optimiert ist.

---

[48] http://scholar.google.de
[49] http://www.pubmed.gov
[50] http://www.zbmed.de
[51] http://www.medpilot.de
[52] http://www.greenpilot.de

4.6 Informationsangebote von pharmazeutischen Unternehmen

Auch kommerzielle Anbieter von Gesundheitspräparaten und Behandlungen stellen im Internet Informationen bereit. Es fällt allerdings nicht sofort auf, dass eine Seite einen kommerziellen Hintergrund hat. In den meisten Fällen hilft ein Blick in das für Seiten aus Deutschland vorgeschriebene Impressum. Dort finden sich im Allgemeinen alle Angaben zum Anbieter der Informationen. Nachfolgend werden Seiten mit unverfänglichen Namen beschrieben.

4.6.1 Hepatitis.de, Pille.de und www.pille.de

Die Seiten werden von dem pharmazeutischen Unternehmen Merck & Co. bereitgestellt. Dabei verweist Pille.de auf die englischsprachige Internetpräsenz des kürzlich durch Merck übernommenen pharmazeutischen Unternehmens Schering-Plough. Die Seite www.pille.de führt zu einem Internetauftritt der Firma Essex Pharma GmbH, einer Tochterfirma von Schering-Plough. Neben Informationen zum Unternehmen finden sich auf dieser Seite auch Links zu Gesundheitsthemen wie Allergie, Anästhesie, Cholesterin, Depression, Immunologie Infektiologie, Kinderwunsch, Onkologie, Rheumatologie, Schmerzreduktion, Suchtmedizin und auch Verhütung. Alle verlinkten Seiten werden, genau wie die Seite Hepatitis.de, von Essex bereitgestellt. Hepatitis.de fällt allerdings dadurch auf, dass dort im redaktionellen Teil für Medikamente von Essex geworben wird.

4.6.2 Husten.de

Auf der Webseite Husten.de von der Firma Hexal werden Informationen zu den Atemwegen und deren mögliche Erkrankungen sowie zu Möglichkeiten zur Vorbeugung bereitgestellt. Verbunden wird dies mit Werbung für Schmerzmittel von Hexal. Eine Trennung von redaktionellen Inhalten und der Werbung für die Arzneimittel ist nicht erkennbar.

4.6.3 HIV.de und Krebs.de

Die Internetseiten HIV.de und Krebs.de werden von dem pharmazeutischen Unternehmen Bristol-Myers Squibb angeboten. Während Krebs.de direkt auf die Internetpräsenz der Firma verweist, bietet HIV.de Informationen rund um das Thema HIV. Gleichzeitig wird über die Präparate der Firma Bristol-Myers Squibb informiert. Details sind allerdings nur über einen geschützten Zugang für Mediziner abfragbar.

Eine Trennung von redaktionellen Inhalten und der Information über die Arzneimittel ist auch hier nicht erkennbar.

4.6.4 Impfen.de, Influenza.de und www.meningitis.de

Bereitgestellt werden diese Seiten von der Firma Novartis Behring, die z.B. einen Impfstoff gegen die Neue Grippe (Schweinegrippe) herstellt. Die bereitgestellten Informationen beziehen sich ausschließlich auf die mit der Internetadresse assoziierten Problematiken sowie angrenzende Bereiche. Eine Werbung für die Produkte des pharmazeutischen Unternehmens ist nicht erkennbar.

4.7 Lifestyle und Wellness

Der Ausdruck *Lifestyle*, auch Lebensart oder Lebensstil genannt, steht für die Art und Weise der Lebensführung. In der Medizin geht es dabei um die gesundheitlichen Aspekte des jeweiligen Lebensstils. Lifestyle ist die Bezeichnung für bestimmte Muster von beruflichen (angestellt oder selbständig), familiären (Single, Lebensgemeinschaft oder Familie mit Kindern) oder Freizeitpräferenzen (z. B. welche Sportart man bevorzugt, welche Mode man trägt oder welche Art von Musik man hört).

Wellness bezeichnet ein Lebensstilkonzept, welches auf Wohlbefinden, Spaß und eine gute körperliche Verfassung abzielt. Man versteht unter Wellness vor allem Anwendungen und Methoden, die das körperliche, seelische und geistige Wohlbefinden erhöhen.

4.7.1 Deutscher Olympischer Sportbund[53]

Das Portal *Richtigfit* des Deutschen Olympischen Sportbundes bietet Informationen über die Themen Sport und Fitness. Dazu zählen Dehnübungen, Gymnastikübungen, Trainingspläne, eine Übersicht aller Sportarten, ein Lexikon und eine Vereinssuche.

4.7.2 Deutscher Wellness Verband[54]

Der Deutsche Wellness Verband bietet auf seiner Webseite Informationen zu den vielfältigen Angeboten des Wellness-Marktes. Dabei gehört der Schutz des Verbrauchers vor unqualifizierten und unseriösen Angeboten zu den zentralen Aufgaben. Veröffentlicht werden Qualitätsan-

[53] http://www.richtig-fit.de
[54] http://www.wellnessverband.de

forderungen und Leistungsstandards für alle relevanten Marktbereiche vom Fitnessgerät bis zum Wellnesshotel.

4.7.3 Lifestyle-Portale

Anbieter wie *MSN*,[55] *T-Online*[56] oder *Yahoo*[57] stellen auf ihren Portalen zahlreiche Informationen rund um das Thema Lifestyle und Gesundheit bereit. Die Informationen sind allerdings in den meisten Fällen populärwissenschaftlicher Natur und sollten mittels anderer Quellen, die in diesem Buch beschrieben werden, überprüft werden. Außerdem finden sich in den häufig sehr bunt und teilweise unübersichtlich gestalteten Seiten immer wieder Werbebanner, die zwar als solche gekennzeichnet, trotzdem aber auf den ersten Blick nicht unbedingt vom redaktionellen Inhalt zu trennen sind.

4.7.4 Nordic Walking[58]

Nordic Fitness GmbH stellt auf ihrem Portal Informationen rund um das Thema Nordic Walking zur Verfügung. Dazu zählen unter anderem Informationen zur Technik, zum Training, zur Ernährung und zur Gesundheit. Über eine Suchfunktion können Trainer, Kurse, Veranstaltungen und Studios gefunden werden. Mittels eines Newsletters werden aktuelle Informationen zum Thema verteilt. Redaktionell getrennt findet sich auch ein Shop, über den Ausrüstung und Zubehör erworben werden kann.

4.7.5 Reisemedizinischer Infoservice[59]

Die interMEDIS GmbH stellt mit dem Reisemedizinischen Infoservice Informationen über 300 Reiseziele, Klima, Impfschutz, Hygiene, Malaria und Krankheiten von A-Z bereit. Außerdem werden Reisetipps und ein Impferinnerungsservice angeboten.

4.8 Videos

Gesundheitsthemen sind auch als Video im Internet verfügbar. Nachfolgend werden einige Quellen kurz vorgestellt.

---

55 http://lifestyle.de.msn.com
56 http://lifestyle.t-online.de
57 http://de.lifestyle.yahoo.com
58 http://www.nordicportal.net
59 http://www.fit-for-travel.de

4.8.1 ARD-Ratgeber: Gesundheit[60]

Der ARD-Ratgeber: Gesundheit gibt Anregungen für ein aktives und gesundes Leben und informiert über neue Heil-Methoden. Auch in der Mediathek des ZDF[61] finden sich einige Videos zu Gesundheitsthemen.

4.8.2 Bewegung und Gesundheit[62]

Für die bundesweite Kampagne "Bewegung und Gesundheit" stellt das Bundesministerium für Gesundheit auch Videos zur Verfügung. Damit soll ein gesunder Lebensstil gefördert und gezeigt werden, dass es einfach ist, sich mehr zu bewegen. Geist und Seele können zum Beispiel durch regelmäßige Spaziergänge trainiert werden. Gesundheitsbewusstes Verhalten steigert die Lebensfreude und hilft, Krankheiten vorzubeugen (siehe auch 4.3.1).

4.8.3 Focus Gesundheit[63]

FOCUS Online bietet im Multimedia-Bereich des Abschnitts Gesundheit aktuelle Videobeiträge zum Thema. Dazu gehören aktuelle Nachrichten, Anleitungen und informative Hintergrundbeiträge zu medizinischen Themen.

4.8.4 Neues aus der Medizin[64]

Neues aus der Medizin ist eine Online-Medizinsendung der Leipziger TV-Produktionsgesellschaft zum Thema Gesundheit, Forschung und Wissenschaft. Aktuelle Entwicklungen und Themen werden mit Experten analysiert und diskutiert. Das Thema der nächsten Sendung wird per Online-Abstimmung bestimmt. Ältere Beiträge lassen sich entweder über eine Suche oder aus einer alphabetisch sortierten Liste auswählen.

---

[60] http://www.daserste.de/ratgeber/gesundheit.asp
[61] http://mediathek.zdf.de
[62] http://www.die-praevention.de/hintergrund/praeventionskampagne/kampagnenfilm/index.html
[63] http://www.focus.de/gesundheit/video
[64] http://www.neuesausdermedizin.de

5. Gesundheitswissenschaftliche Expertensysteme

Ein Expertensystem ist ein Computerprogramm, welches vorhandenes Wissen elektronisch darstellt und Nutzern zur Lösung von spezifischen Problemen verfügbar macht. Dabei generieren Expertensysteme durch Dialog neues Wissen anhand von gespeichertem Wissen und können dadurch Entscheidungshilfen oder Diagnosen liefern. Analog zum menschlichen Experten wird dabei auch von einem Expertensystem erwartet, ggf. den Lösungsweg zu erläutern. Alle Expertensysteme verfügen über einen ähnlichen, klar gegliederten modularen Aufbau. Nachfolgend dargestellte Module finden sich praktisch in jedem Expertensystem:

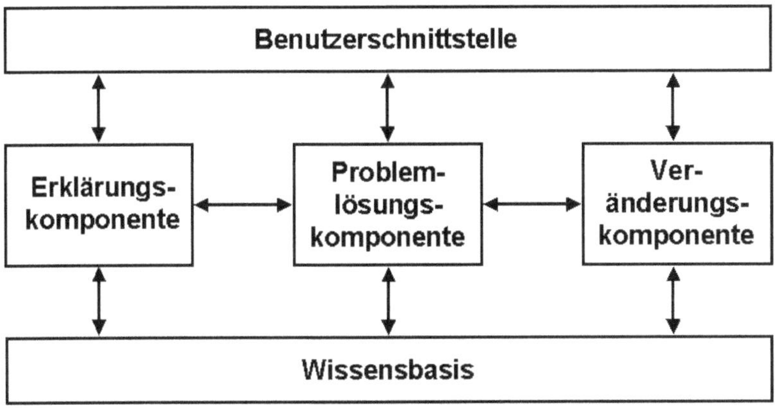

Abb. 22: Grundsätzlicher modularer Aufbau von Expertensystemen[65]

Die Benutzerschnittstelle ermöglicht die Führung eines Dialogs zwischen Benutzer und Expertensystem. Die Hauptaufgabe besteht in der Darstellung von Fragen und der Verarbeitung der Antworten. Darüber hinaus kann die Benutzerschnittstelle Inhalte der Wissensbasis, z.B. Fakten und Regeln, oder Prozessabschnitte der Problemlösung, z.B. Suchvorgänge, anzeigen. In der Wissensbasis ist das problembezogene Wissen des Systems gespeichert, und die Veränderungskomponente nimmt neues Wissen bzw. für dessen Generierung notwendige Daten auf.

[65] Quelle: In Anlehnung an Gottlob, Fühwirth & Horn 1990.

Die Erklärungskomponente liefert Informationen über den Status der Problemlösung. Sie gibt dabei z.B. Auskunft über den Hintergrund einer gestellten Frage, den Lösungsweg zur gefundenen Diagnose oder die Begründung für eine fehlgeschlagene Lösungssuche. Zentrale Komponente eines Expertensystems ist die Problemlösungskomponente. Sie erkennt, welche Schlussfolgerungen aus dem gegebenen und erworbenem Wissen gezogen werden können.

In der Medizin werden Expertensysteme verwendet, die über eine medizinische Datenbasis verfügen und Mediziner sowie Therapeuten bei der Diagnosestellung oder Therapieplanung unterstützen. Diese werden aber nur vereinzelt eingesetzt und gliedern sich in

- Diagnosesysteme,
- Therapiesysteme,
- Systeme zur Interpretation von Messdaten und
- Lehr- und Lernsysteme.

Als Hinderungsgründe für den Einsatz medizinischer Expertensysteme werden u.a. die Zweifel an Qualität und Sicherheit, die Kosten für die Einführung und das häufig fehlende Qualitätsmanagement bei der Entwicklung genannt. Außerdem lässt sich belegen, dass Mediziner häufig nicht über die Zeit verfügen, Expertensysteme zu nutzen. Weiterhin lehnen viele Mediziner Expertensysteme ab, wenn sie bei der Systementwicklung nicht beteiligt waren. Bedarfsüberschätzung und „die mangelnde Akzeptanz medizinischer Verantwortlicher dafür, Entscheidungen an Berechnungsverfahren zu delegieren“ (Spreckelsen & Spitzer 2005, S. 544) werden ebenfalls als Grund für das Integrationsdefizit genannt. Das Hauptproblem besteht aber darin, dass Expertensysteme das implementierte Wissen von Experten enthalten und gerade Mediziner sich als Experten betrachten, die in ihrer Domäne keine Unterstützung von elektronischen Systemen benötigen. Dieses wird als Akzeptanzproblem bezeichnet. Es gibt sogar Fälle, in denen Ärzte beim Einsatz von entscheidungsunterstützenden Systemen Warnmeldungen ignorierten, die sie für unwichtig erachteten. Bestärkt wird diese Einschätzung auch durch Erkenntnisse, dass die Diagnose mit Systemunterstützung sogar etwas länger dauert als die durch den Mediziner. Außerdem wird Medizinern darüber hinaus ein vorsichtiges und eher konservatives Verhalten in Bezug auf neue Technologien unterstellt, die die Beziehung von Arzt und Patienten beeinflussen können.

Der Nutzen eines Expertensystems lässt sich auch mit folgender nicht streng mathematisch zu verstehenden Formel darstellen:

$$\text{Nutzen} = \frac{\text{Relevanz} * \text{Validität}}{\text{Aufwand}}.$$[66]

Bezüglich der Relevanz lässt sich feststellen, dass Expertensysteme oft zu sehr auf einen medizinischen Anwendungsfall spezialisiert sind und die Komplexität der Medizin, wo Menschen häufig verschiedene Erkrankungen gleichzeitig haben, nicht adäquat abgebildet wird. Außerdem werden generalisierte Informationen ausgegeben, die in der Regel nicht auf einen spezifischen Patienten zugeschnitten sind. Das allerdings entspricht gerade dem Grundsatz der Medizin, dass der Patient im Fokus steht. Außerdem sucht der Mediziner den Diskurs mit Kollegen, die im Bedarfsfall auch psychologischen Beistand leisten können. Diese Aufgabe kann ein Expertensystem nicht übernehmen.

Die Validität von Expertensystemen muss nicht nur nachgewiesen werden, sondern der Nutzer muss davon auch überzeugt sein. Dazu ist eine sorgfältige Dokumentation der Vollständigkeit und der Korrektheit der Wissensbasis notwendig sowie eine Erklärungskomponente, die dem Nutzer die Art und den Weg der Schlussfolgerung verdeutlicht. Diese Anforderungen werden allerdings nur von den wenigsten medizinischen Expertensystemen erfüllt. Hinzu kommt noch die meistens notwendige manuelle Dateneingabe, die als weitere Fehlerquelle angesehen wird, und das sogar, wenn es der Mediziner selbst ist, der die Daten eingibt.

Die o.g. Dateneingabe ist einer der wesentlichen Faktoren, die zur Ermittlung des Aufwands herangezogen werden. Hinzu kommen nutzerunfreundliche oder nicht intuitive Benutzeroberflächen und unübersichtliche Ausgaben. Außerdem ist die Integration in das informationstechnische Umfeld häufig mangelhaft, so dass der Mediziner zwischen verschiedenen Anwendungen hin- und herschalten muss. Der dadurch entstehende Verlust an Konzentration auf den Patienten ist im medizinischen Umfeld nicht hinnehmbar.

Andererseits gibt es auch medizinische Expertensysteme, die ihre Praxistauglichkeit eingehend unter Beweis gestellt haben. So wird in der Literatur immer wieder auf eines der bekanntesten Systeme, MYCIN,

---

[66] Quelle: Wendt, Knaup-Gregori & Winter 2000

hingewiesen. Es unterstützt den behandelnden Mediziner bei der Diagnose von Infektionskrankheiten. MYCIN wird bezeichnet als Sammlung von Produktionsregeln und Fakten sowie einer Schlussfolgerungskomponente, die Regeln hauptsächlich über Rückwärtsverkettung abarbeitet. Die Einführung von so genannten Unsicherheitsfaktoren erlaubt es MYCIN, auch bei ungenauen Angaben oder fehlenden Informationen Ergebnisse zu liefern. Validiert werden Expertensysteme in der Regel durch Prüfung von drei Faktoren:

- Qualität und Quantität des implementierten Wissens,
- Folgen der Anwendung (klinischer Nutzen) und
- Qualität der Diagnose.

Qualität und Quantität des implementierten Wissens werden durch Vergleich mit wissenschaftlich akzeptierten Erkenntnissen (z.B. aus Leitlinien oder wissenschaftlichen Veröffentlichungen) bzw. mit Referenzwerten überprüft. Forscher ließen beispielsweise zwei Experten 1225 Beispielfälle auf Leitlinientreue prüfen und nahmen die 765 Fälle als Testfälle auf, bei denen beide in ihrer Bewertung einig waren. Allein die Tatsache, dass fast 38 % der Beispielfälle ausgeschlossen werden mussten, weil sich die Experten uneins waren, zeigt, mit welch schwieriger Materie hier umgegangen wird. Nach Überprüfung wurden 49 Fehler in der Wissensbasis des Expertensystems (6,4 %) festgestellt, von denen 26 (3,4 %) nach erneuter Prüfung durch die medizinischen Experten als korrekt und damit die Testfälle als falsch bewertet wurden. Im Vergleich zu den 26 Fehlern der beiden menschlichen Experten enthielt das System also lediglich 23 Fehler (3 %), von denen sich 14 auf falsch formatierte Daten in den Testfällen zurückführen ließen.

Zur Überprüfung von Expertensystemen werden drei verschiedene Herangehensweisen aufgezeigt. Dabei wird das implementierte Wissen als Regeln, Heuristik oder Metamodell angesehen. Zur Überprüfung einer regelbasierten Wissensbasis wird jede einzelne Regel auf Korrektheit überprüft. Ist dieses zu umfangreich, so lässt sich der zu überprüfenden Regelumfang mit verschiedenen Strategien reduzieren. So können nur die Regeln überprüft werden, die am häufigsten Anwendung finden oder die, welche die einschneidendsten Konsequenzen haben. Die Heuristik kann durch eine Worst-Case-Analyse überprüft werden. Dabei werden Schlussfolgerungen unter Unsicherheit mit denen eines menschlichen Experten verglichen. Die größtmöglichen Abweichungen lassen dann Rückschlüsse auf die Qualität der Heuristik zu. Konzentriert man sich auf das Metamodell, so überprüft man nicht das implementierte Wissen selbst, sondern das diesem zugrundeliegende Modell. Dieses ermöglicht zwar auch die Überprüfung sehr großer Wissensbasen, schließt aber die Implementierung von Übertragungsfehlern (vom Modell in die elektronische Form) nicht aus.

Bezüglich der Folgen der Anwendung belegen Studien einerseits eine höhere Compliance der Patienten von Medizinern, die entscheidungsunterstützende Systeme nutzen und andererseits eine richtliniengetreuere Therapie. Allerdings gibt es dabei Probleme, den Einfluss zu isolieren, den das zu überprüfende System hat. Außerdem macht es die „Varianz der klinischen Performanz“ notwendig, „Merkmale über längere Zeiträume hinweg miteinander zu vergleichen“ (Spreckelsen & Spitzer 2005, S. 541).

Die Qualität der Diagnose wird in Studien durch den Vergleich mit ärztlichen Diagnosen bewertet. Dazu findet in der Regel eine Anzahl von Testfällen Anwendung. Nach der Überprüfung lässt sich das Expertensystem dann in eine Klasse einteilen. Diese können z.B. Niveau eines guten Auszubildenden, Niveau eines Experten oder besser als das Niveau eines Experten sein. Ob das System den Anforderungen genügt, ergibt ein Vergleich mit dem vorher definierten annehmbaren Leistungsniveau (engl.: acceptable level of performance). Nur wenn dieses Niveau erreicht wird, ist ein Expertensystem einsatztauglich. Alternativ können die Systeme anhand von für menschliche Experten konzipierter Tests überprüft werden. Dieses hat allerdings den Nachteil, dass solche Tests im Allgemeinen ein breiteres Wissen abfragen als das für den Einsatz des Expertensystems notwendig ist. Außerdem spielen bei solch einer Überprüfung Leistungsfaktoren wie hohe Datenverarbeitungsgeschwindigkeit kaum eine Rolle.

In der Literatur wird eine Evaluation von MYCIN beschrieben, bei der zehn echte Krankheitsfälle betrachtet wurden. Verschiedene Ärzte der Stanford Universität, ein Student und die derzeit die Kranken behandelnden Ärzte standen dabei als Vergleichsgruppe zur Verfügung. Ohne zu wissen, welcher Therapievorschlag von wem kam, sollten nun acht weitere Experten die Therapieempfehlungen mit einer Punktzahl von Null = ungenügend bis 80 = sehr gut bewerten. MYCIN bekam mit durchschnittlich 52 Punkten die beste Wertung, gefolgt von einer Gruppe der Stanford Universität mit 50 Punkten. Die momentane Therapie erhielt 46 Punkte. Der Student schloss mit durchschnittlich 24 Punkten als schlechtester ab.

Auch das englischsprachige Online-Expertensystem CHAT (Computerized Headache Assessment Tool) wurde anhand von 98 Kopfschmerzpatienten evaluiert, die nach der Klassifikation durch CHAT zuerst einer fachmedizinischen Befragung unterzogen wurden und anschließend einen Allgemeinmediziner aufsuchten. Anhand der fachmedizinischen Befragung durch eine Kopfschmerzklinikkrankenschwester wurden die zur Validierung verwendeten Referenzdiagnosen mittels einer modifizierten Klassifikation nach der International Headache Society (IHS) erstellt und mit denen des Systems und der Allgemeinmediziner verglichen. Hierbei schnitt das System deutlich besser (∅ 89 %) ab, als die Allgemeinmediziner (∅ 53 %). Außerdem diagnostizierte das System zusätzlich in 43 von 52 Fällen (83 %) korrekt einen Medikamentenübergebrauch, was durch keinen Allgemeinmediziner festgestellt wurde. Diese Ergebnisse widersprechen anderen Erkenntnissen, wonach auch der Allgemeinmediziner in der Lage ist, eine korrekte Diagnose nach IHS-Klassifikation der zweiten Stufe zu stellen.

Bereits 1995 wurde festgestellt, dass Expertensysteme geeignet sein können, Patienten besser zu informieren und so zu besserer Vorsorge und Kooperation mit dem Gesundheitssystem führen können. Wissenschaftler entwickelten ein auf DOS basierendes System, dass eine Anamnese für Migränepatienten durchführte und diese dann über die Hintergründe ihrer jeweiligen Ausprägung der Krankheit informierte. Dabei waren die Patienten mehrheitlich begeistert von der Qualität und Quantität der Informationen. Viele fühlten sich durch das System sogar besser informiert als durch ihren behandelnden Arzt. Wesentlicher, durch die Nutzer festgestellter Mangel waren fehlende Informationen zu ganz spezifischen Themen, die auf eine unvollständige Wissensbasis zurückzuführen waren. Eine programmierte Wissensbasis wird angesichts des permanenten medizinischen Fortschritts immer Lücken aufweisen. Die Nutzung von auf den Informationen des Internets basierenden Systemen kann dieses Problem minimieren, da so schnell auf neu publizierte Erkenntnisse zugegriffen werden kann.

Expertensysteme sind daher auch im Internet verfügbar und beraten den Nutzer online im Hinblick auf seine gesundheitsbewusste Lebensweise oder stellen Diagnosen zu konkreten Symptomen oder Schmerzen. Die meisten Systeme gehen dabei nur flüchtig auf die Anamnese ein, wiederholen häufig bereits gestellte Fragen und stellen nur oberflächliche Diagnosen, die hauptsächlich darüber informieren, dass nur ein Arzt eine genaue Diagnose stellen kann. Immerhin wird aber in einigen wenigen Beispielen auch gezielt die Anamnese durchgeführt. Allerdings erfolgt nach der Diagnose keine weitere Informationsversorgung, so dass die Nutzer anschließend nur die Möglichkeit haben, mit den Begriffen der Diagnose wieder die Informationsvielfalt des Internets zu durchsuchen. Dabei unterliegen sie erneut der oben beschriebenen Gefahr der Fehlinformation oder Informationsüberflutung. Ergebnisse über die Evaluation von Expertensystemen im Internet (z.B. durch Vergleich mit einer ärztlichen Diagnose) sind derzeit nicht bekannt.

5.1 Interaktive Selbsttests

Nachfolgend sollen den Lesern einige interaktive Tests vorgestellt werden, die auf Technologie von Expertensystemen basieren. Die Tests werden von verschiedenen Anbietern bereitgestellt. Zu jedem Test in einer Fußnote mindestens eine Interadresse benannt, unter der er zum Verfassungszeitpunkt dieses Buches verfügbar war. Da die Angebote im Internet aber einem ständigen Wandel unterzogen sind, kann nicht garantiert werden, dass diese Adressen zum Zeitpunkt des Lesens noch verfügbar sind. Eine Onlinesuche nach *Selbsttest* gefolgt von dem Namen des Tests (z.B. *Kopfschmerztest*) wird allerdings auch in Zukunft eine Auswahl verschiedener Tests anbieten.

5.1.1 Alkohol-Rechner[67]

Der Alkohol-Rechner benötigt die Angaben des Geschlechts, des Gewichts und der innerhalb der letzten zwei Stunden getrunkenen Getränkemengen und berechnet daraus den vermutlichen Alkoholgehalt im Blut in Promille.

5.1.2 Bin ich gestresst[68]

Mit diesem Test lassen sich das subjektive Belastungsempfinden und dessen Auswirkungen ermitteln. Dabei spielen die Herausforderungen

[67] http://www.medical-tribune.de/patienten/service/alkohol-rechner
[68] http://www.netdoktor.de/Service/Test+Quiz/Test-Bin-ich-gestresst-t34.html

von Familie und Beruf sowie deren Ausgleich durch Freizeitaktivitäten, Vertrauen und Geborgenheit eine entscheidende Rolle.

5.1.3 BMI-Rechner[69]

Mit dem Body-Mass-Index (BMI, engl. für Körpermassenindex) wird der Wert bezeichnet, der ausdrückt, in welchem Verhältnis das Körpergewicht eines Menschen zu seiner Größe steht. Er wird berechnet aus dem Gewicht in kg geteilt durch die Körpergröße in Metern zum Quadrat.

$$\frac{\text{Körpergewicht (in kg)}}{\text{Körpergröße (in m)}^2}$$

Mit dem Ergebnis lässt sich auf einer speziellen Skala ablesen, ob jemand untergewichtig, normalgewichtig, übergewichtig oder sogar fettleibig (adipös) ist. Hat der BMI-Test einen Wert von über 25 ergeben, kann mit dem Selbsttest *Sollte ich abnehmen*[70] überprüft werden, ob unmittelbar etwas gegen das Übergewicht unternommen werden sollte. Der Grad der Motivation zum Abnehmen kann mit dem Selbsttest *Motivation Abnehmen*[71] bestimmt werden.

5.1.4 Brust-Selbstuntersuchung[72]

Eine der besten Methoden, um einen Knoten in der Brust aufzuspüren, ist die Selbstuntersuchung. Auf diese Weise wird in 80 Prozent der Fälle Brustkrebs von der Frau selbst entdeckt, obwohl nur 27 Prozent aller Frauen ihre Brust regelmäßig abtasten. Unabhängig von ihrem Alter sollte jede Frau die Selbstuntersuchung einmal im Monat durchführen. Dieses erhöht die Chancen, einen Tumor frühzeitig zu entdecken und kann dann meist leichter und mit weniger aggressiven Methoden behandelt werden.

5.1.5 COPD-Lungenselbsttest[73]

Die chronisch-obstruktive Lungenerkrankung (COPD) ist ein Mischbild aus dem Lungenemphysem und der chronisch-obstruktiven Bronchitis. Ihre häufigste Ursache ist das Rauchen. Der Selbsttest gibt einen wich-

[69] http://www.netdoktor.de/Service/Test+Quiz/BMI-Rechner
[70] http://www.netdoktor.de/Service/Test+Quiz/Sollte-ich-abnehmen-t21.html
[71] http://www.gaertner-servatius.de/tests/motivationstest.php
[72] http://www.sicher-fuehlen.de/language/de/index.html
[73] http://www.netdoktor.de/Service/Test+Quiz/Lungenselbsttest-Haben-Sie-eine-t25.html

tigen Hinweis, ob sich hinter Lungenbeschwerden eine COPD verbirgt.

5.1.6 Depressionstest nach Goldberg[74]

Der Depressionstest des Psychiaters Dr. Ivan Goldberg ermittelt für die Empfindungen der vergangenen Woche die Platzierung auf der Goldberg-Skala. Anhand dessen kann man herausfinden, ob Anzeichen für eine Depression vorliegen. Zudem kann das Ergebnis über mehrere Wochen betrachtet Aufschluss darüber geben, ob im Laufe einer Behandlung gegen Depressionen oder einer Lebensumstellung Fort- oder Rückschritte erzielt wurden. In diesem Zusammenhang könnte auch die Überprüfung des Glücksniveaus und der Dankbarkeit mit dem *Glücksniveau-Test*[75] bzw. dem *Dankbarkeits-Test*[76] weitere Erkenntnisse bringen.

5.1.7 Diabetes-Risiko[77]

Einige Menschen leiden bereits unbewusst an Diabetes; deutlich höher ist allerdings die Zahl derer, bei denen ein Risiko für Typ-2-Diabetes besteht. Die Lebensweise bestimmt zum Teil nicht unerheblich dieses Risiko. Mit diesem Test wird ermittelt, ob ein solches Risiko besteht.

5.1.8 Energiebedarfs-Rechner[78]

Mit dem Energiebedarfsrechner lässt sich ermitteln, wie viel Energie der eigene Körper pro Tag benötigt. Dieses hängt im Allgemeinen von verschiedenen Faktoren ab. Dabei spielen das Maß an Bewegung im Alltag, Alter, Geschlecht, Gewicht und Größe eine wesentliche Rolle. Der Gesamtbedarf an Kilo-Kalorien (= 1000 Kalorien) bzw. Kilojoule errechnet sich aus der Addition von Grundumsatz, die Energiemenge, die der Körper für lebenswichtige Funktionen wie Atmung und Herzschlag benötigt, und Leistungsumsatz, der Energie, die zusätzliche körperliche Aktivitäten benötigen. Mit dem Energiebedarfsrechner kann herausgefunden werden, wie hoch der täglicher Energiebedarf ist, mit dem das eigene Gewicht konstant gehalten werden kann.

---

[74] http://www.netdoktor.de/Service/Test+Quiz/Depressionstest-nach-Goldberg-t26.html
[75] http://www.gaertner-servatius.de/tests/gluecktest.php
[76] http://www.gaertner-servatius.de/tests/dankbarkeitstest.php
[77] http://www.netdoktor.de/Service/Test+Quiz/Testen-Sie-Ihr-Diabetes-Risiko-t27.html
[78] http://www.netdoktor.de/Service/Test+Quiz/Energiebedarfs-Rechner

5.1.9 Grippe oder Erkältung?[79]

Wenn man sich matt und erschöpft fühlt und spürt, dass man sich angesteckt hat, dann möchte man auch gerne wissen, worauf man sich einstellen kann. Bei einer Erkältung beispielsweise kann man im Allgemeinen mit einem kürzeren und milderen Verlauf der Krankheit rechen. Mit dem Selbsttest *Grippe oder Erkältung?* kann man herausfinden, ob die Symptome für eine Erkältung oder eher für eine Grippe sprechen.

5.1.10 HPV-Selbsttest[80]

Gebärmutterhalskrebs wird durch Humanen Papillomviren (HPV) verursacht. Der Selbsttest wertet die individuelle persönliche Situation aus, und er werden anschließend Ratschläge zum Schutz vor HPV gegeben.

5.1.11 Herzinfarkt-Risiko[81]

Wer ein gesundes Leben führt, senkt die Wahrscheinlichkeit eines Herzinfarkts erheblich. Mit diesem Test kann ermittelt werden, ob Gewohnheiten in Ihrem Lebensstil das Herzinfarkt-Risiko erhöhen. Der Test soll gleichzeitig motivieren, die Risikofaktoren für einen Herzinfarkt zu beachten.

5.1.12 Impfkalender[82]

Mit einem Klick auf die entsprechende Personengruppe, der man angehört oder auf die Krankheit, für die man sich interessiert, kann man mit dem Impfkalender die möglichen und empfohlenen Impfungen erfahren.

5.1.13 Kalorien-Rechner[83]

Mit dem Kalorien-Rechner lässt sich Kalorienaufnahme planen oder nachvollziehen. Dabei kann der Energiegewinn von einzelnen Mengen bestimmter Lebensmittel errechnet werden.

5.1.14 Kopfschmerztest[84]

Der Test wurde für Menschen entwickelt, die häufig unter Kopf-

---

[79] http://www.netdoktor.de/Service/Test+Quiz/Grippe-oder-Erkaeltung-t28.html
[80] http://www.impfspecial.de/impfen/hpv/maedchen-selbsttest/selftest/index-192232.html?id=145
[81] http://www.herzstiftung.de/risikotest/herz01.php
[82] http://www.impfenaktuell.de/impfkalender
[83] http://www.netdoktor.de/Service/Test+Quiz/Kalorien-Rechner
[84] http://www.forum-schmerz.de/service/kopfschmerz-test.html

schmerzen leiden. Er kann diese bei der Einschätzung ihrer Kopfschmerzen unterstützen. Von den 12 Kopfschmerzgruppen werden in diesem Test die zwei häufigsten, *Spannungskopfschmerz* und *Migräne* abgefragt. Außerdem werden die Angaben noch auf *Schmerzmittel-Kopfschmerz, Cluster-Kopfschmerz* und *Trigeminusneuralgie* überprüft. Dieses sind sogenannte Kopfschmerztypen (jede Kopfschmerzgruppe ist nach der Klassifikation der Internationalen Kopfschmerzgesellschaft[85] in Typen eingeteilt). Für einen Besuch beim Arzt empfiehlt es sich für Kopfschmerzpatienten immer, ein sogenanntes *Kopfschmerztagebuch,* auch *Kopfschmerzkalender* genannt, zu führen.

5.1.15 Nikotinabhängigkeit[86]

Mit diesem Test des schwedischen Arztes C. Fagerström lässt sich die Schwere einer Nikotinabhängigkeit bestimmen. Anschließend werden individuelle Tipps zur Rauchentwöhnung gegeben.

5.1.16 Osteoporosetest[87]

Die Osteoporose, auch Knochenschwund genannt, ist eine im höheren Lebensalter verbreitete Erkrankung der Knochen, die diese für Brüche anfällig macht. Dieser Test verdeutlicht mögliche Risikofaktoren für eine Osteoporose-Erkrankung.

5.1.17 Prostata-Check[88]

Prostata-Erkrankungen werden noch immer auf die leichte Schulter genommen. Weniger als 20 Prozent der Männer über 45 Jahren gehen zur Krebsvorsorge-Untersuchung und nur etwa 30 Prozent derjenigen mit symptomatischer Benigne Prostatahyperplasie (BPH) lassen sich deswegen behandeln. Dabei kann ein Prostata-Check helfen, einen Tumor noch rechtzeitig zu entdecken.

5.1.18 Schulterdiagnosetest[89]

Die Schulter reagiert auf unterschiedliche Verletzungen und Erkrankungen mit einem sehr einheitlichen Schmerzbild und bietet daher kaum eine Diagnosehilfe. Trotzdem kann der Test mit 55 Angaben die

[85] http://ihs-classification.org/de
[86] http://www.netdoktor.de/Service/Test+Quiz/Wie-stark-ist-Ihre-Nikotinabhae-t19.html
[87] http://www.gaertner-servatius.de/tests/index.php
[88] http://www.de.sandoz.de/ipss/php/ipss-bogen.php
[89] http://www.gaertner-servatius.de/tests/schulterfragebogen.php

Beschwerden auf 3 von den 24 häufigsten Schulterverletzungen und Erkrankungen eingrenzen. In einer Studie gab der Test bei 55% der Kranken die richtige Diagnose an. Unter den drei möglichen Diagnosen war bei 80% der Patienten die richtige enthalten.

5.1.19 Schwangerschaftskalender[90]

Mit diesem Kalender kann die Schwangerschaft von der 1. bis zur 40. Woche verfolgt werden. Zur Berechnung muss das Datum des ersten Tages der letzten Regelblutung eingegeben werden.

5.1.20 Strahlendosisrechner[91]

Mit dem Strahlendosisrechner kann die persönliche jährliche Strahlendosis ermittelt werden. Der durch den Rechner bestimmte Wert hat dabei informative Bedeutung, da insbesondere Dosiswerte durch Radon in Häusern und durch medizinische Untersuchungen erheblichen individuellen Schwankungen unterliegen. Die Berechnung berücksichtigt automatisch die Beiträge durch den Tschernobyl-Unfall und die Kernwaffentests.

5.1.21 Trainingspuls-Rechner[92]

Um Überlastung von Gelenken und Muskeln zu vermeiden, sollte der Trainingspuls bei etwa bei 180 minus Lebensalter liegen, für einen sanften Einstieg in den Sport auch etwas niedriger. Der Test berechnet den Trainingspuls und gibt weitere Hinweise zur Ermittlung optimaler Werte.

5.1.22 Trinken Sie zu viel Alkohol?[93]

Ob jemand zu viel Alkohol trinkt, ist unter Umständen schwierig zu beurteilen. Mit diesem Test kann herausgefunden werden, ob die Trinkgewohnheiten der getesteten Person geändert werden sollten. Für den Test werden die Gewohnheiten der letzten ein bis zwei Jahre im Umgang mit Alkohol benötigt.

---

[90] http://www.netdoktor.de/Service/Test+Quiz/Schwangerschaftskalender-t31.html
[91] http://www.gaertner-servatius.de/tests/strahlendosisrechner.php
[92] http://www.netdoktor.de/Service/Test+Quiz/Trainingspuls-Rechner
[93] http://www.netdoktor.de/Service/Test+Quiz/Trinken-Sie-zu-viel-Alkohol-t16.html

5.1.23 Vorsorge-Rechner[94]

Mit diesem Test lässt sich ermitteln, welche Vorsorge-Untersuchungen und Impfungen für die getestete Person sinnvoll sind. Dazu müssen Alter und Geschlecht angegeben werden. Anschließend werden alle Vorsorgeleistungen aus dem Standardkatalog der gesetzlichen Krankenversicherung aufgelistet.

[94] http://www.netdoktor.de/Service/Test+Quiz/Vorsorge-Rechner

6. Sicherheit und Schutz

Wer sich im Internet bewegt, sollte sich der Tatsache bewusst werden, dass er dort nie allein ist. Alle Bewegungen werden durch die Dienste-Anbieter aufgezeichnet und können bei Bedarf ausgewertet werden. Außerdem gibt es die verschiedensten Interessen, andere Computer zu attackieren.

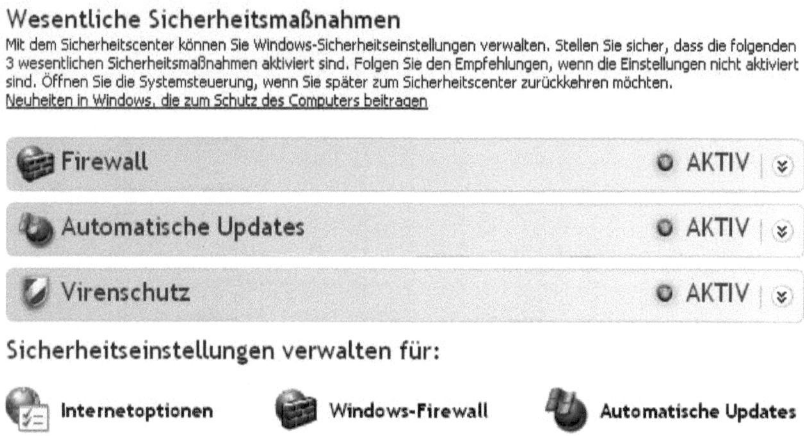

Abb. 23: Windows Sicherheitscenter

Dazu gehören Angriffe mit Viren, die Schäden auf den Rechnern verursachen, Phishing-Attacken, mit denen geheime Daten wie Passwörter ausgespäht werden sollen und Computer-Entführungen, die die betroffenen Rechner für kriminelle Machenschaften missbrauchen. Daher sollten folgende Grundregeln zum Schutz des eigenen Rechners beachtet werden, unabhängig davon, welches Betriebssystem dort installiert ist:

1. Firewall benutzen: Eine Firewall überwacht den Netzwerkdatenverkehr, der durch sie hindurch läuft. Anhand festgelegter Regeln wird entschieden, ob bestimmte Netzwerkdatenpakete blockiert oder durchgelassen werden. Dadurch versucht die Firewall den lokalen Rechner oder das lokale Netzwerk vor unerlaubten Zugriffen (Daten werden zum eigenen Rechner transportiert) und vor der unbeabsichtigten Informationsübermittlung (Daten werden vom eigenen Rechner abgeschickt) zu schützen. Die Firewall kann keine Angriffe er-

kennen, sondern befolgt nur die für sie definierten Regeln. Moderne Betriebssysteme wie Windows und Linux bringen bereits integrierte Firewalls mit. Es ist allerdings zu überprüfen, ob diese auch aktiviert sind (vgl. Abb. 23). Auch in derzeit erhältlichen DSL-Routern ist eine Firewall integriert und standardmäßig aktiviert. Wer sich allerdings auf dieses System nicht verlassen oder komfortabel eigene Regeln definieren möchte, der kann auch auf externe Produkte zurückgreifen. Die Zeitschrift PC-Welt hat beispielsweise 5 kostenlose Firewalls getestet.[95]

2. Virenschutz immer aktualisieren: Viren versuchen auf dem angegriffenen Rechner Schäden anzurichten oder Daten auszuspionieren. Außerdem nutzen sie alle Möglichkeiten, sich über den Dateiaustausch, das Netzwerk oder per E-Mail zu verbreiten. Aktuelle Virenschutzprogramme sind residente Scanner, auch Zugriffsscanner genannt. Sie laufen als Dienst im Hintergrund und überprüfen alle Dateien, auf die zugegriffen wird. Unter Virenschutz.info lassen sich verschiedene kostenfreie Virenschutzprogramme herunter laden.[96]
3. Anti-Spyware-Programm regelmäßig laufen lassen: Spyware-Programme unterscheiden sich von Viren im Wesentlichen dadurch, dass sie nicht versuchen, sich zu verbreiten. Auch versucht Spyware keine sichtbaren Schäden zu hinterlassen, da es für sie am besten ist, nicht entdeckt zu werden. Spyware spioniert im Allgemeinen den Rechner und den Nutzer aus. Sie versucht diese gesammelten Daten dann über das Internet zu verbreiten. Dazu gehören z.B. Passwörter oder das Surfverhalten. Anti-Spyware-Programme durchsuchen den Rechner nach installierter Spyware und versuchen diese zu deinstallieren. Nach einem Test des Computermagazins COM[97] können die verfügbaren kostenfreien Anti-Spyware-Programme aber nur wenige Schädlinge entdecken und noch wenige auch entfernen. Die Zeitschrift empfiehlt daher auf kostenpflichtige Security-Pakete zurückzugreifen, die für unter 30,- € Virenscanner, Firewall und Anti-Spyware-Programm beinhalten.

---

[95] http://www.pcwelt.de/start/sicherheit/firewall/tests/63996/fuenf_kostenlose_firewalls_im_test
[96] http://www.virenschutz.info/virenschutz-downloads-2.html
[97] http://www.com-magazin.de/hefte/artikelarchiv/com-artikel/im-test-zehn-anti-spyware-tools.html

4. Komplexe Passwörter verwenden: Im Internet findet sich der treffende Spruch: „Passwörter sind wie Unterhosen". Man lässt sie nicht dort liegen, wo andere sie sehen können; man wechselt sie regelmäßig und man verleiht sie nicht. Gute Passwörter bestehen aus einer Kombinationen von großen und kleinen Buchstaben, Zahlen und Sonderzeichen. Das Rechenzentrum der Universität Hannover schreibt dazu:

   „Ein gutes Passwort

   - *schöpft die volle Möglichkeit von acht (besser 10) Zeichen aus*
   - *enthält mindestens zwei Buchstaben unter Verwendung von Groß- als auch Kleinbuchstaben*
   - *enthält mindestens zwei Ziffern oder Sonderzeichen, diese stehen nach Möglichkeit nicht nur am Anfang und/oder Ende*
   - *kann man sich leicht merken*
   - *kann man schnell eintippen (das Passwort ist durch Über-die-Schulter-schauen nicht leicht erkennbar)*
   - *enthält keine (erkennbare) Systematik, d.h. erscheint wie eine zufällig erzeugte Zeichenfolge*
   - *ist kein Wort einer bekannten Sprache*
   - *ist nur dem Inhaber der Kennung bekannt*
   - *wird in angemessenen Abständen geändert. Was angemessen bedeutet, richtet sich nach den Sicherheitsanforderungen. Für eine normale Benutzerkennung reicht eine Änderung ca. alle sechs Monate".*[98]

5. Verschlüsselung nutzen: Daten werden im Internet häufig unverschlüsselt übertragen. Das bedeutet, dass im Allgemeinen jeder, der diese Übertragung mitbekommt, deren Inhalt auch so wahrnehmen kann, wie der eigentliche Adressat. Um sich und seine Daten davor zu schützen, sollten Mechanismen zur Verschlüsselung eingesetzt werden. Dazu gehören u.a. die Nutzung des Hypertext Transfer Protocol Secure (HTTPS) anstatt HTTP und eine SSL-Verschlüsselung (Secure Sockets Layer, neuer Name: Transport Layer Security - TLS), wann immer möglich (z.B. bei der Übertragung von E-Mails). Weitere Hinweise zum Einsatz von Verschlüsselung findet man auf der Seite *moralisch-einwandfrei.de* von Markus Beschoner.

[98] http://www.rrzn.uni-hannover.de/pw_used.html

7. Zusammenfassung und Ausblick

Gesundheitsinformationen sind im Internet unmittelbar nach dessen öffentlicher Nutzung publiziert und auch abgerufen worden. Die Qualität dieser Informationen variiert allerdings erheblich in Abhängigkeit von der Quelle. Eine Sortierung und Bewertung erfolgt zwar durch einige wenige Gesundheitsportale, diese tauschen ihre Ergebnisse allerdings nicht zwingend aus, so dass der Nutzer eines Portals lediglich auf einen kleinen Ausschnitt der verfügbaren qualitätsgeprüften Informationen zugreifen kann. Des Weiteren ist die Suche entweder nur nach vorgegebenen und mit einem Link versehenen Überschriften oder nach Kombinationen von Suchbegriffen möglich.

Auch Expertensysteme sind bereits lange bekannt und werden im Gesundheitswesen verwendet. Einige sind sogar im Internet verfügbar und beraten den Nutzer im Hinblick auf seine gesundheitsbewusste Lebensweise oder stellen Diagnosen zu konkreten Schmerzen. Der Nutzer hat die Möglichkeit, mit den Begriffen dieser Diagnose erneut das Internet zu durchsuchen. Eine Kombination von Expertensystem und Metasuchmaschine, die einem Nutzer abhängig von der Schmerzhistorie gezielt zu relevanten Informationen leitet, existiert genau wie ein staatlich überwachtes Portal zur Bereitstellung von Gesundheitsinformationen bisher nicht. Es bislang sowohl an Belegen für den Nutzen von im Internet verfügbaren Expertensystemen, als auch an Untersuchungen, die bei der Bewertung der Qualität von Informationsversorgung im Internet über den Inhalt hinausgehen.

Für die Nutzer ist es wichtig, die gefundenen Informationen zu speichern und sich zu merken, wie sie an diese gekommen sind. Dazu sind geeignete Suchstrategien erforderlich. Letztendlich muss jeder Nutzer für sich eine individuelle Suchstrategie entwickeln. Die Fähigkeit, die Qualität von Informationen zu erkennen ist dabei wesentlicher Bestandteil dieser Strategie. Unterstützen lassen können sich die Nutzer durch Werkzeuge (Programme oder Add-Ons), die ihnen einige Aufgaben der Qualitätsbewertung erleichtern. In jedem Fall aber sollte jeder, der sich im Internet bewegt, die Grundsätze der Datensicherheit beachten. Eine Firewall und ein Virenschutzprogramm gehören genauso dazu, wie die Verwendung guter Passwörter und von Verschlüsselung.

Zukünftig wird es interaktive Gesundheitsinformationssysteme geben, die den Informationsbedarf der Nutzer im Dialog abfragen und diese dann mit qualitätsgesicherten Informationen versorgen. Bis dahin muss sich jeder Nutzer selbst die Fähigkeiten zur Qualitätsbewertung aneignen.

8. Referenzen

Arbeitskreis Deutscher Markt- und Sozialforschungsinstitute e.V. et al.: Standards zur Qualitätssicherung für Online-Befragungen. Frankfurt am Main, 2001

aktionsforum gesundheitsinformationssystem (afgis) e.V.: Transparenzkriterien. www.afgis.de/qualitaetslogoverfahren/quali_transparenz_html, 13.11.2009

Institut für Demoskopie Allensbach: Allensbacher Computer- und Technik-Analyse 2002, Allensbach, 2002

Institut für Demoskopie Allensbach: Allensbacher Computer- und Technik-Analyse 2003, Allensbach, 2003

Institut für Demoskopie Allensbach: Allensbacher Computer- und Technik-Analyse 2005, Allensbach, 2005

Institut für Demoskopie Allensbach: Allensbacher Computer- und Technik-Analyse 2007, Allensbach, 2007

Altgeld, T. u. Bächlein, B.: Durchblick - Zu viel Information kann auch verwirren. In: Niedersächsisches Ärzteblatt, Nr. 05, Hannoversche Ärzte-Verlags-Union, 2004

Ambre et al.: Criteria for assessing the quality of health information on the internet. Working Draft - White Paper, 1997, hitiweb.mitretek.org/docs/criteria.html, 13.11.2009

Andrew, M. et al.: Development of a computer application for headache diagnosis: The headache diagnostic system. In: International Journal of Bio-Medical Computing, No 31, 1992

Appel, R. u. Boyer, C. : Steps Toward Reliable Online Consumer Health Information. In: Nelson, R. u. Ball, M. (Hrsg.): Consumer Informatics. Springer, New York, 2004

Arzneimittelkommission der deutschen Ärzteschaft: Chronische Kopf- und Gesichtsschmerzen. In: Arzneiverordnung in der Praxis, Sonderheft, Köln, 2001

Baur, C. u. Deering, M.: Proposed frameworks to improve the quality of health web sites. In: Medscape General Medicine Vol. 2, No. 3, 2000

Bundesrepublik Deutschland: Bundesdatenschutzgesetz, Berlin, 2006

Beck, K., Schweiger, W. u. Wirth, W. (Hrsg.): Gute Seiten - schlechte Seiten. Qualität in der Onlinekommunikation. München, 2004

Baier, J.: Informationsmanagement und -Recherche. In: Jähn, K. u. Nagel, E. (Hrsg.): e-Health. Springer, Heidelberg, 2004

Bessell, T. et al.: Do Internet interventions for consumers cause more harm than good? A systematic review. In: Health Expectations, No 5, 28-37, 2002

Bibliographisches Institut & F. A. Brockhaus AG: Meyers Lexikon Online. lexikon.meyers.de, 13.11.2009

Bindels, R. et al.: Comparing assessment of appropriateness of diagnostic tests between a human expert and an automated reminder system. In: Hasman, A. et al. (Hrsg.): Medical Infobahn for Europe. IOS Press, Berlin, 2000

Birru et al.: Internet Usage by Low-Literacy Adults Seeking Health Information: An Observational Analysis. In: Journal of Medical Internet Research, Volume 6, No 3, 2004

Bohle, F.: Die neue Rolle des Patienten im Kummunikations- und Informationszeitalter. In: Herz - Cardiovascular Diseases, Nr. 2, Urban & Vogel, München, 2002

Bortz, J. u. Döring, N.: Forschungsmethoden und Evaluation, Springer, Berlin, 2001

Brand, D. et al.: Electronic Decision Support for Australia's Health Sector. National electronic decision support taskforce, Canberra, 2002

Brennan, P. u. Safran, C.: Empowered Consumers. In: Lewis, D. et al. (Hrsg.): Consumer Health Informatics - Informing Consumers and Improving Health Care. Springer, New York, 2005

Brennan, P.: Patient-Focused Technology and the Health Care Delivery System. In: Gustafson, D., Brennan, P. u. Hawkins, R. (Hrsg.): Investing in E-Health. Springer, New York, 2007

Bruns, R., Horneber, H. u. Ziegert, C.: Eine Meta-Suchmaschine für das Retrieval von medizinischen Informationen in heterogenen Internet-Informationsquellen. Fachhochschule Hannover, 2002

Buchanan et al.: An intelligent interactive system for delivering individualized information to patients. In: Artificial Intelligence in Medicine, No 7, 1995

Bühl, A. u. Zöfel, P.: SPSS 12 - Einführung in die moderne Datenanalyse unter Windows. Pearson, München, 2005

Bull, F., Kreuter, M. u. Scharff, D.: Effects of tailored, personalized and general health messages on physical activity. In: Patient Educating and Counseling, No 36, 1999

Bullinger, H. u. Wasserloos, G.: Die Entwicklung praxisgerechter Expertensysteme. Moderne Industrie, Landsberg, 1989

Burzi, F.: PHP Nuke Website, http://phpnuke.org, 13.11.2009

Cegala, D. u. Broz, S.: Provider and Patient Communication Skill Training. In: Thompson et al. (Hrsg.): Handbook of Health Communication, Lawrence Erlbaum, Mahwah, 2003

Coiera, E.: Guide to health informatics. Hodder Arnold, London, 2003

Colreavy, P: Lack of Adequate Medical Involvement in Patient Centred Information Technoloy. In: Hasman, A. et al. (Hrsg.): Medical Infobahn for Europe. IOS Press, Berlin, 2000

Dahinden, U., Kaminski, P. u. Niederreuther, R.: Qualitätsbeurteilung aus Angebots- vs. Rezipientenperspektive. In: Beck, K., Schweiger, W. u. Wirth, W. (Hrsg.): Gute Seiten - schlechte Seiten. Qualität in der Onlinekommunikation. München, 2004

Damaschke, G.: PHP 4. Markt+Technik, München, 2002

Davis, F., User acceptance of information technology: system characteristics, user perceptions and behavioral impacts. International journal of man-machine studies, 1993. 38(3): p. 475-487.

De Simone et al.: Validation of AIDA Cefalee, a computer-assisted diagnosis database for the management of headache patients. In: Neurological Sciences, No 28, 2007

Debatin, B.: Ethik des Onlinejournalismus - medienethische Kriterien und Perspektiven. In: Beck, K., Schweiger, W. u. Wirth, W. (Hrsg.): Gute Seiten - schlechte Seiten. Qualität in der Onlinekommunikation. München, 2004

DeLone, W. and E. McLean, Information systems success: the quest for the dependent variable. Information systems research, 1992. 3(1): p. 60.

Deshpande, A. u. Jadad, A.: Web 2.0: Could it help move the health system into the 21st century? In: Journal of Men's Health and Gender, Vol. 3, No. 4, 2006

Deshpande A, Jadad AR. Trying to Measure the Quality of Health Information on the Internet: Is It Time to Move On? J Rheumatol. 2009 Jan;36(1):1-3.

Deutscher Ärztetag 2008: Ulmer Papier - Gesundheitspolitische Leitsätze der Ärzteschaft,
http://www.bundesaerztekammer.de/downloads/UlmerPapierDAET111.pdf

Deutsches Grünes Kreuz: Kopfschmerz-Test: Forum Schmerz. www.forum-schmerz.de/service/kopfschmerz-test.html, 13.11.2009

Dieterich, A.: Eigenverantwortlich, informiert und anspruchsvoll ... Der Diskurs um den mündigen Patienten aus ärztlicher Sicht. Wissenschaftszentrum für Sozialforschung, Berlin, 2006

Lerch, M., Ollenschläger G. u. Sänger, S.: DISCERN-Online, www.discern.de, 13.11.2009

DocCheck Medical Services GmbH: DocCheck. www.doccheck.com, 13.11.2009

Dzeyk, W.: Vertrauen in Internetangebote - Eine empirische Untersuchung zum Einfluss von Glaubwürdigkeitsindikatoren bei der Nutzung von Online-Therapie- und Online-Beratungsangeboten. Inaugural-dissertation, Universität Köln, 2005

empirica: eUSER project. www.euser-eu.org, 13.11.2009

Eysenbach, G.: Neue Medien in Public Health, Prävention und Gesundheitsförderung. In: Hurrelmann, K. u. Leppin, A. (Hrsg.): Moderne Gesundheitskommunikation. Huber, Bern, 2001

Eysenbach, G.: Design and Evaluation of Consumer Health Information Web Sites. In: Lewis, D. et al. (Hrsg.): Consumer Health Informatics - Informing Consumers and Improving Health Care. Springer, New York, 2005

Eysenbach, G.: MedCERTAIN/MedCIRCLE: Using Semantic Web Technologies for Quality Management of Health Information on the Web. In: Lewis, D. et al. (Hrsg.): Consumer Health Informatics - Informing Consumers and Improving Health Care. Springer, New York, 2005

Eysenbach, G. et al.: A metadata vocabulary for self- and third-party labeling of health web-sites: Health Information Disclosure, Description and Evaluation Language (HIDDEL), Proc AMIA Annu Fall Symp (JAMIA Suppl), 2001

Eysenbach, G. et al.: Empirical Studies Assessing the Quality of Health information for Consumers on the World Wide Web - A systematic Review. Journal of the American Medical Association, No 287, 2002

Fallows, D.: Search Engine Users - Internet searchers are confident, satisfied and trusting - but they are unaware and naive. Pew Internet & American Life Project, Washington, 2005

Finkeissen, E., Fuchs, H. u. Jakob, T.: MedRapid - ein strukturbasiertes Online-Informationssystem mit integriertem Community Management. In: Jaekel, A.: Tele-medizin Führer 2002: Deutsches Medizin Forum, 2001

Fittkau & Maaß Consulting: Ergebnisse der 21. W3B-Umfrage. www.w3b.org/ergebnisse/w3b21, 2005

Forsström, J. u. Rigby, M.: TEAC-Health - Research-based Recommendations for Europeann Certification of Health Telematics Services. In: Hasman, A. et al. (Hrsg.): Medical Infobahn for Europe. IOS Press, Berlin, 2000

Fox S. und Jones S.: The Social Life of Health Information. http://www.pewinternet.org/~/media//Files/Reports/2009/PIP_Health_2009.pdf

Fox, S.: Online Health Search 2006. PEW Internet & American Life Project, Washington, 2006

Franke, J.: Dynamische Webseiten mit PHP. Franzis, Poing, 2004

Gagliardi, A. u. Jadad, R.: Examination of instruments used to rate quality of health information on the internet: chronicle of a voyage with an unclear destination. In: British Medical Journal, Volume 324, No 7337, 2002

Gamper, J. u. Steimann, F.: Medizinische Expertensysteme - Eine kritische Betrachtung. In: APIS — Zeitschrift für Politik, Ethik, Wissenschaft und Kultur im Gesundheitswesen, 1996

Gärtner, J., Servatius, A.: Homepage der Orthopädischen Gemeinschaftspraxis, www.gaertner-servatius.de, 13.11.2009

Gärtner, J., Blauth, W. u. Hahne, H.: Die Bedeutung der Anamnese für die Wahrscheinlichkeitsdiagnose von Schulterschmerzen. In: Zeitschrift für Orthopädie und ihre Grenzgebiete, Heft 4, Band 129, Enke, 1991

Wort & Bild Verlag Konradshöhe GmbH: GesundheitPro.de. www.gesundheitpro.de, 13.11.2009

Goldsmith, D. u. Safran, C.: Collaborative Healthware. In: Nelson, R. u. Ball, M. (Hrsg.): Consumer Informatics. Springer, New York, 2004

Goodhue, D. and R. Thompson, Task-technology fit and individual performance. Mis Quarterly, 1995: p. 213-236.

Google, Suchmaschine, www.google.de, 13.11.2009

Gottlob, G., Frühwirth, T. u. Horn, W. (Hrsg.): Expertensysteme. Springer, Wien, 1990

Gray, A u. Whittington, D.: Attitudes to Health Information and Public Involvement in Healthcare. In: Research Update, Nr. 14, 2002

Gruber, T.: A Translation Approach to Portable Ontology Specifications. In: Knowledge Acquisition, Vol 5, No. 2, 199–220, 1993

Grütter, R.: Software-Agenten im Semantic Web. In: Informatik Spektrum, Nr. 1, 2006

Hahn, A. u. Jerusalem, M.: Internetsucht - Reliabilität und Validität in der Online-Forschung. In: Theobald, A., Dreyer, M. u. Starsetzki, T. (Hrsg.): Online-Marktforschung. Theoretische Grundlagen und Praktische Erfahrungen. Gabler, Wisebaden, 2001

Harbour, J. u. Chowdhury, G.: Use and outcome of online health information services: a study among Scottish population. In: Journal of Documentation, Vol. 63, No. 2, Emerald, 2007

Hardware4Friends: Internet Spezialkurs - Gesundheitswissen aus dem Internet. http://www.hw4f-bamberg-forchheim.de/spezialkurs.html, 13.11.2009

Harmon, P. u. King, D.: Expertensysteme in der Praxis, München, 1989

Harris Interactive: Health Care News, Volume 2, Issue 12, 2002

Harris Interactive: Health Care News, Volume 6, Issue 6, 2006

Harrison, J.: Information Delivery Methods. In: Lewis, D. et al. (Hrsg.): Consumer Health Informatics - Informing Consumers and Improving Health Care. Springer, New York, 2005

Hautzinger, N.: Health Content im Internet - Aspekte der Qualitätssicherung. In: Beck, K., Schweiger, W. u. Wirth, W. (Hrsg.): Gute Seiten - schlechte Seiten. Qualität in der Onlinekommunikation. München, 2004

Hebenstreit, S. u. Güntert, B.: Qualitätsaspekte der Online-Gesundheitskommunikation. In: Hurrelmann, K. u. Leppin, A. (Hrsg.): Moderne Gesundheitskommunikation. Huber, Bern 2001

Heinlen, K. et al.: The Scope of WebCounseling: A Survey of Services and Compliance With NBCC Standards for the Ethical Practice of WebCounceling, In: Journal of Counceling & Development, Volume 81, Winter 2003

Hellmich, R.: Einführung in intelligente Softwaretechniken. Prentice Hall, 1997

HERDT-Verlag für Bildungsmedien GmbH: PHP 5 - Grundlagen Erstellung dynamischer Webseiten, Bodenheim 2003

Hesse, W.: Informatiklexikon: Ontologie(n), Gesellschaft für Informatik. http://www.gi-ev.de/no_cache/service/informatiklexikon/informatiklexikon-detailansicht/meldung/ontologien-57/

Heuwinkel, K.: "Nursing ICT" Methodical Approach to Analyse Patients' Needs and Expectations. In: Stormer, H., Meier, A. u. Schumacher, M.: European Conference on eHealth, Gesellschaft für Informatik, Bonn, 2006

Health On the Net Foundation (HON) 2008: HON Verhaltenskodex (HONcode) für medizinische und gesundheitsbezogene Webseiten. http://www.hon.ch/HONcode/German, 13.11.2009

Honekamp, W.: Anamnesebezogene internetbasierte Information von Schmerzpatienten – Entwicklung und Evaluation eines Prototyps. Re Di Roma-Verlag, Remscheid, 2009

Honekamp, W. u. Ostermann, H.: Patienten bedarfsgerecht informieren - Funktionsweise und Evaluation eines Prototyps zur Kombination von medizinischem Expertensystem und Metasuchmaschine zur Patienteninformation. In: Prävention und Gesundheitsförderung, Vol. 4, Nr. 2.

Horsch, A. u. Handels, H.: Telematik im Gesundhitswesen. In: Lehmann, T. (Hrsg.): Handbuch der Medizinschen Informatik. Hanser, München, 2005

Hüfken, V. at al. 2004: Verbreitung und Sozialprofil der gesundheitsthemenbezogenen Internetnutzung: Ergebnisse einer bundesweiten Telefonumfrage. In: Sozial- und Präventivmedizin, Jg 49, Nr. 6, 2004

Hurrelmann, K. u. Leppin, A. (Hrsg.): Moderne Gesundheitskommunikation. Huber, Bern, 2001

infospace: metacrawler, Suchmaschine, 13.11.2009

Initiative D21: (N)ONLINER Atlas 2009 - Eine Topographie des digitalen Grabens durch Deutschland. Berlin, 2009

Isfort et al.: Shared Decision Making. In: Böcken et al.: Gesundheitsmonitor 2004. Die ambulante Versorgung aus Sicht von Bevölkerung und Ärzteschaft, 88-100, 2004

Jackson, P.: Expertensysteme - Eine Einführung. Addison-Wesley, Bonn, 1987

Jadad, A. u. Gagliardi, A.: Rating Health Information on the Internet - Navigating to Knowledge or to Babel? Journal of the American Medical Association, Vol 279, No 8, 1998

Jähn, K. u. Nagel, E. (Hrsg.): e-Health. Springer, Heidelberg, 2004

Jähn, K. u. Strehlow, I.: Internet und Medizininformation. In: Jähn, K. u. Nagel, E. (Hrsg.): e-Health. Springer, Heidelberg, 2004

Janßen, K.: Medizinische Expertensysteme und staatliche Sicherheitsregulierung, Springer, Berlin, 1997

Jordan, T.: Understanding medical information: A user's guide to informatics and decision making. McGraw-Hill, New York, 2002

Kannengiesser, M.: MySQL 4. Franzis, Poing, 2004

Kim, D. and H. Chang, Key functional characteristics in designing and operating health information websites for user satisfaction: an application of the extended technology acceptance model. Int J Med Inform, 2007. 76(11-12): p. 790-800.

Kingsley, D.: The journal is dead, long live the journal. In: On the Horizon, Vol. 15, No. 4, Emerald, 2007

Knoblach, G., Erster Vorsitzender des Ärztlichen Kreisverbandes Bamberg, im Interview von Radio Bamberg zum Thema "Spezialkurs Gesundheitswissen aus dem Internet des Vereins Hardware4Friends", 13.11.2009

Koch, M.: Das Nukebook. mitp, Bonn, 2004

Köhler, C. u. Hägele, M.: Integration des Patienten in medizinische Informationskreisläufe. In: Lehmann, T. (Hrsg.): Handbuch der Medizinschen Informatik. Hanser, München, 2005

Köhler, C.: MedCIRCLE. Webseite, http://www.medcircle.org, 13.11.2009

Kommission der Europäischen Gemeinschaften: eEurope 2005: Eine Informationsgesellschaft für alle. Brüssel, 2002

Kommission der Europäischen Gemeinschaften: eEurope 2002: Qualitätskriterien für Websites zum Gesundheitswesen. Brüssel, 2002

Kopec, D. et al.: Developement of an Expert System for Aiding Migraine Diagnosis. In: The Journal on Information Technology in Healthcare, No 2, 2004

Köpke, S. et al.: In Deutschland gebräuchlichste Bewertungsinstrumente für Patienteninformationen - eine kritische Analyse. Zeitschrift für ärztliche Fortbildung und Qualität im Gesundheitswesen, (2005), Nr. 99, 353-357

Krems, B.: Online-Verwaltungslexikon - Management und Reform der öffentlichen Verwaltung. www.olev.de, 13.11.2009

Kreuter, M. et al.: Tailoring Health Messages - Customizing Communication With Computer Technology. Erlbaum, Mahwah, New Jersey, 2000

Kristin, K. u. Steup, W.: Künstliche Intelligenz - Versuche zur Realisierung von Geist durch Maschinen. Unterrichtshilfe, 1999, lernarchiv.bildung.hessen.de/sek_ii/informatik/13.2/prolog, 13.11.2009

Kuhlin, B.: Gesundheitswesen in der Wissensgesellschaft. In: Eberspächer, J., Picot, A. u. Braun, G.: eHealth: Innovations- und Wachstumsmotor für Europa, 2006

Kuhn, T.: Das Ende der Suche. In: Wirtschafts Woche Nr. 39, 2007

Kukafka, R.: Tailored Health Communication. In: Lewis, D. et al. (Hrsg.): Consumer Health Informatics - Informing Consumers and Improving Health Care. Springer, New York, 2005

Kummervold, P. et al.: eHealth trends in Europe 2005-2007: a population-based survey.J Med Internet Res. 2008 Nov 17;10(4):e42.

Lebo, H. u. Wolpert, S.: First Release of Findings From the UCLA World Internet Project Shows Significant 'Digital Gender Gap' in Many Countries. Press Release / Presentation, worldinternetproject.net, 13.11.2009

Lehrmann, T. (Hrsg.): Handbuch der Medizinschen Informatik. Hanser, München, 2005

Leibniz Universität Hannover: MetaGer, Suchmaschine, 13.11.2009

Lerch, M.: Gesundheitskommunikation im Internet. In: Hurrelmann, K. u. Leppin, A. (Hrsg.): Moderne Gesundheitskommunikation. Huber, Bern, 2001

Lewis, D., Chang, B. u.Friedman, C.: Consumer Health Informatics. In: Lewis, D. et al. (Hrsg.): Consumer Health Informatics - Informing Consumers and Improving Health Care. Springer, New York, 2005

BSMO Business Solutions Medicine Online GmbH: Lifeline - medizin im internet: Kieler Kopfschmerzfragebogen. www.lifeline.de/kiel/start.html, Berlin, 13.11.2009

BSMO Business Solutions Medicine Online GmbH: Lifeline - medizin im internet: Deuten meine Beschwerden auf Scheidenpilz? www.scheidenpilz.com/scheidenpilz/selbsttest_umfrage/selftest/index-146520.html?id=39, Berlin, 13.11.2009

Lummer, P.: Zugangsmöglichkeiten und Zugangsbarrieren zur Patientenberatung und Nutzerinformation, Masterarbeit, Universität Bielefeld, 2006

Maizels, M. u. Wolfe, W.: An Expert System for Headache Diagnosis: The Computerized Headache Assessment Tool (CHAT). In: Headache, 48 (1), 2008

Mayer, M. et al.: MedCIRCLE: Collaboration for Internet Rating, Certification, Labelling and Evaluation of Health Information on the World-Wide-Web. Working Paper: http://www.chu-rouen.fr/l@stics/fichiers/Mayer2003.pdf

Hägele, M.: Medinfo.de. www.medinfo.de, 13.11.2009

Milicevic, I. u. Cullen, K.: Quality of online health information: why is it important, what aspects are appreciated and by whom? IPSI conference Paper, Venice, 2005

Miniwatts Marketing Group: Internet World Stats - Usage and Population Statistics. www.internetworldstats.com, 13.11.2009

Mühlbacher, A., Wiest, A. u. Schumacher, N.: E-Health: Informations- und Kommunikationstechniken im Gesundheitswesen. In: Hurrelmann, K. u. Leppin, A. (Hrsg.): Moderne Gesundheitskommunikation. Huber, Bern, 2001

NetDoktor.de GmbH: Homepage von NetDoktor.de, www.netdoktor.de, 13.11.2009

Norman, C. u. Skinner, H.: eHealth Literacy: Essential Skills for Consumer Health in a Networked World. In: Journal of Medical Internet Research, vol. 8, no. 2, 2006.

O'Keefe, R u. O'Leary, D.: Expert system verification and validation: a survey and tutorial. In: Artificial Intelligence Review, No 7, 1993

OnVista Media GmbH: Onmeda. www.onmeda.de, 13.11.2009

Parker, J.: Consumer Expectations Demand Client-Focused Technology: So Near, Yet So Far. In: Nelson, R. u. Ball, M. (Hrsg.): Consumer Informatics. Springer, New York, 2004

Ärztliches Zentrum für Qualität in der Medizin: Patienten-Information.de. www.patienteninfo.de, 13.11.2009

Priester, K.: Im Jahr 2004 in Deutschland niedrigster Krankenstand aller Zeiten. In: Gute Arbeit, Nr. 2, Arbeitsrecht im Betrieb, Frankfurt, 2005

Pschyrembel, W.: Pschyrembel Klinisches Wörterbuch, de Gruyter, Berlin, 2004

Einführung in Expertensysteme, Spriner, Heidelberg, 1991

Health Development Agency of the National Health Service & Centre for Health Information Quality: QUality Information ChecKlist (QUICK) Website. www.quick.org.uk/menu.htm, 13.11.2009

Raitoharju, R., Information Technology Acceptance in the Finnish Social and Healthcare Sector. 2007, Turku School of Economics: Turku. p. 151.

Safran, C.: Care at a Distance. In: Nelson, R. u. Ball, M. (Hrsg.): Consumer Informatics. Springer, New York, 2004

Schaeffer, D.: Bedarf an Patienteninformationen über das Krankenhaus. Bertelsmann Stiftung, Gütersloh, 2006

Schill, K.: Medizinische Expertensysteme, Oldenbourg, 1990

Schlitz, C.: Fehltage: Jobangst drückt den Krankenstand auf Rekordtief , Welt Online vom 13.11.2009

Schmidt-Kaehler, S.: Gesundheitsberatung im Internet. Dissertation, Universität Bielefeld, 2005

Schnabel, K.: Entwicklung und Evaluation eines Expertensystems zur Prognoseabschätzung bei Kindern mit Hirnstammgliomen. Dissertation, Humboldt-Universität, Berlin, 1996

Schnabel, M.: Expertensysteme in der Medizin. Fischer, Stuttgart, 1996

Schulz, S. et al.: Qualitätskriterien für Elektronische Publikationen in der Medizin. Deutschen Gesellschaft für Medizinische Informatik, Biometrie und Epidemiologie, 1999

Schürmann, H.: Medizin im Netz ist nicht immer seriös. In: Handelsblatt, 13.11.2009.

Schwab, K. u. Ludwig, H. Programmierkurs Prolog - Skript zur Plenarübung. Universität Bamberg, 1995

Seibold, B.: Verfügbar, verständlich und relevant - was Nutzer in Entwicklungsländern von Onlineinhalten erwarten. In: Beck, K., Schweiger, W. u. Wirth, W. (Hrsg.): Gute Seiten - schlechte Seiten. Qualität in der Onlinekommunikation. München, 2004

SELFHTML e.V.: SELFHTML - HTML-Dateien selbst erstellen. de.selfhtml.org, Kiel, 13.11.2009

Silber, D.: The Case for eHealth. European Institute of Public Administration, Maastricht, 2003

Smith, V.: Data publication: towards a database of everything. BMC Research Notes 2009, 2:113

Spreckelsen, C. u. Spitzer, L.: Entscheidungsunterstützende Systeme und wissensbasierte Methoden in der Medizin. In: Lehmann, T. (Hrsg.): Handbuch der Medizinischen Informatik. Hanser, München, 2005

Steckelberg, A. et al.: Kriterien für evidenzbasierte Patienteninformationen. Zeitschrift für ärztliche Fortbildung und Qualität im Gesundheitswesen, (2005), Nr. 99, 343-51

Stiftung Warentest: Wissen auf Abruf - Gesundheitsportale, Test Nr. 6, 2009

Strauch, W., Leiter des Fachbereiches Gesundheitswesen am Landratsamt Bamberg, im Interview von Radio Bamberg zum Thema "Spezialkurs Gesundheitswissen aus dem Internet des Vereins Hardware4Friends", 13.11.2009

Stroetmann, K., Stroetmann, V. u. Dobrev, A.: Assessment of User Needs for eHealth, eHealth Conference presentation, Berlin, 2007

Surowiecki, J.: Die Weisheit der Vielen: Warum Gruppen klüger sind als Einzelne. Goldmann, München, 2007

Tan, J. u. Sheps, S.: Health decision support systems. Jones & Bartlett, Sudbary, 1998

Tan, J.: Health management information systems: Methods and practical applications. Jones & Bartlett, Sudbary, 2001

Tang H., Ng J.: Googling for a diagnosis--use of Google as a diagnostic aid: internet based study. BMJ 2006 Dec 2;333(7579):1143-1145

Tautz, F.: E-Health und die Folgen. Campus, Frankfurt, 2002

THESEUS-Pressebüro: Was ist THESEUS. Berlin, 2007

THESEUS-Pressebüro: MEDICO – intelligente Bildsuche in Medizindatenbanken. Berlin, 2007

Thomas K, Dayton C, Peterson M: Evaluation of Internet-Based Clinical Decision Support Systems. In: J Med Internet Res 1999;1(2)

Thompson et al.: Handbook of Health Communication, Lawrence Erlbaum, Mahwah, 2003

Tolksdorf, R. u. Bontas, E.: Engineering a Semantic Web for Pathology. Conference Paper, International Conference on Web Engineering, München, 2004

Tolksdorf, R.: Web 3.0 - die Dimension der Zukunft. In: www.tagesspiegel.de, 13.11.2009

Vitanet GmbH: Homepage von Vitanet.de. www.vitanet.de, 13.11.2009

Walji, M. et al.: Efficacy of Quality Criteria to Identify Potentially Harmful Alternative Medicine Web Sites. In: Journal of Medical Internet Research, Volume 6, No 2, 2004

Welker, M., Werner, A. u. Scholz, J.: Online-Research - Markt- und Sozialforschung mit dem Internet. Dpunkt, Heidelberg, 2005

Wendt, T., Knaup-Gregori, P. u. Winter, A.: Decision Support in Medicine: A Survey of Problems of User Acceptance. In: Hasman, A. et al. (Hrsg.): Medical Infobahn for Europe. IOS Press, Berlin, 2000

Weymayr, C.: Ich hätte da was für Sie! In: Brand Eins, 06, 2008

World Heatlh Organization (WHO): DOT.HEALTH. Press Release, Genf, 2000

Wilkens, A.: Google Health ist online. Heise Online Newsticker, 13.11.2009

Wilkins, S. u. Navarro, F.: Has the Web Really Empowered Health Care Consumers? Marketing Health Services, Fall 2001

Winker, M. et al.: Guidlines for medical and health information sites on the Internet, Journal of the American Medical Association, Vol 283, No. 12, 2000

Wirtz, M.: Ist der informierte Patient auch ein mündiger Patient? Deutsche Arbeitsgemeinschaft Selbsthilfegruppen e.V., Gießen, 2005

Wolfram, S.: WolframAlpha. Suchmaschine, www.wolframalpha.com, 13.11.2009

Woolf et al.: A Practice-Sponsored Web Site to Help Patients Pursue Healthy Behaviors: An ACORN Study. In: Annals of Family Medicine, vol. 4, no. 2, 2006

WOT Services Ltd.: Web of Trust. www.mywot.com, 13.11.2009

ZDF: Schmerzmittel ohne Rezept - Gefahren der Selbstmedikation. Drehscheibe Deutschland vom 13.11.2009

Anhang

Anhang A: Der Verein Hardware4Friends Bamberg-Forchheim

Die Vereinsidee

Im Rahmen der Initiative D 21 hat die AOK-Direktion Bamberg gemeinsam mit Vertretern aus den Bereichen Politik, Schule und Wirtschaft das Projekt „Hardware4Friends" gestartet. So wurde am 09.10.01 ein eigener, gemeinnütziger Verein „Hardware4Friends Bamberg - Forchheim e.V." gegründet.

Zielsetzung / Aufgabenstellung

1. Viele Schulen in der Region sind noch nicht oder nicht ausreichend mit Computern und Internetzugang ausgerüstet. Die Initiative „Hardware4Friends" hat sich deshalb zum Ziel gesetzt, Gelder für die Hardwarebeschaffung an den Schulen zu sammeln.
2. Im Zeitalter der Informations- und Wissensgesellschaft ist Medienkompetenz eine Schlüsselqualifikation. Vor allem im beruflichen Bereich hat die Computertechnologie einschneidende Veränderungen mit sich gebracht. Nicht nur in Großbetrieben, auch in mittelständischen und Kleinunternehmen ist der Einsatz des Computers inzwischen an der Tagesordnung. Wer einen qualifizierten Arbeitsplatz haben möchte, muss sich mit Computern und modernen Technologien auskennen und darf keine Angst vor den elektronischen Herausforderungen des Alltags haben.
   Mit der Erweiterung des Computerbestandes an den Schulen möchte die Initiative „Hardware4Friends" dazu beitragen, dass die Schüler im Unterricht zu einem sinn- und verantwortungsvollen Umgang mit den vielfältigen Möglichkeiten des multimedialen Zeitalters angeleitet werden können.
3. Tagtäglich werden die Bürger in nahezu allen Medien auf Angebote im Internet hingewiesen. Obwohl die neuen Informations- und Kommunikations-Technologien inzwischen in vielen Haushalten und vor allem in den Büros und Werkhallen etabliert sind, haben noch nicht alle eine konkrete Vorstellung davon, was Internet wirklich ist und welche Einsatz- und Nutzungsmöglichkeiten die neuen Informations- und Kommunikationstechnologien eröffnen.

4. Auch über die Förderung des Computerbestandes an Schulen und über Internetschulungen hinaus setzt sich „Hardware4Friends“ zum Ziel, eine lokale Plattform für die Förderung der Entwicklung der Informations- und Wissensgesellschaft in der Region zu sein.

Kurse

Rein kommen - Der Starterkurs

Sie sind Neuling und
- lernen, was sich hinter dem WWW (World Wide Web) verbirgt,
- bekommen fachkundigen Rat, welche Hard- und Softwareausstattung notwendig ist,
- erhalten Tipps über Provider, wie Sie sich anmelden, welche Kosten entstehen...,
- starten erste Surfversuche im Internet.

Drin bleiben - Der Aufbaukurs

Sie haben erste Praxiserfahrungen und
- bekommen Tipps und Tricks über Browser,
- lernen Internetdienste wie E-Mail kennen und nutzen,
- surfen durch Diskussionsforen,
- finden und laden Programme aus dem Internet.

Internet Spezialkurs - Gesundheitswissen aus dem Internet:

Inhalt:
- Spezielle Recherchestrategien zum gezielten Auffinden medizinischer und gesundheitsrelevanter Informationen
- Auf verschiedenen Internetseiten erhalten Sie Tipps und Informationen zu: Wellness, Beauty, Fitness und Entspannung
- Gesundheitsportale (z.B. Reisen und Impfungen)
- Gesunde Ernährung (z.B. Rezepte für Familien und Kleinkinder)
- Suche nach Informationen zu Krankheitsbildern (z.B. Herzinfarkt, Migräne)

Internet Spezialkurs - Digital fotografiert – was dann?

Sie fotografieren digital, doch was machen Sie nach Ihrem Urlaub, ihrer Familienfeier oder mit anderen unwiederbringlichen Erinnerungsfotos? Fragen hierzu und zu vielen weiteren Themen rund um die Nachbearbeitung von digitalen Aufnahmen beantwortet das Seminar „Digital fotografiert – was dann?“ Sie bekommen Antworten über verschiedene Programme zur Bildnachbearbeitung, dem digitalen Fotolabor. Sie erfahren wie und womit Ihre wertvollen Aufnahmen archiviert werden können. Sie lernen effektive Bildpräsentation, für den Heimgebrauch, den Verein, für Ihr Hobby und Ihren Arbeitsplatz. Selbst die liebgewonnenen und gewohnten Bildabzüge werden Sie über unterschiedliche Wege und Qualität herstellen können. Sie üben an unseren Computern den Umgang mit anwenderfreundlichen Programmen, um zu optimalen Ergebnissen zu kommen. Natürlich erhalten Sie wie Sie es gewohnt sind zu allen unseren Themen praxisbezogene Tipps.

Internet Spezialkurs - Sicherheit im Internet

Abzocker und Virenprogrammierer haben ein leichtes Spiel. Sie kennen die Sicherheitslücken von Windows. Wie Sie ihren Rechner vor diesen Gefahren schützen, ist Thema diese Spezialseminars.
Inhalt:

- Lücken im System
- Grundlegende Schutzmodelle
- Schutz vor 0190 Dialern
- Hacker Attacken abwehren
- Anti-Virensoftware richtig einsetzen
- Datenspionage unterbinden
- Einsatz und Betreiben einer Firewall
- Datenverlust und Datenrettung
- Datensicherung

Kontakt

Hardware4Friends
Bamberg - Forchheim e. V.
Pödeldorfer Str. 75
96052 Bamberg

Ansprechpartnerin: Frau Rosemarie Schmitt (bei der AOK in Bamberg)

Tel.: 0951 / 9336-241
Fax: 0951 / 9336-90241
E-Mail: info@h4f-bamberg-forchheim.de
Homepage: www.h4f-bamberg-forchheim.de

Anhang B: Abkürzungsverzeichnis

afgis	aktionsforum gesundheitsinformationssystem
AkdÄ	Arzneimittelkommission der deutschen Ärzteschaft
AWMF	Arbeitsgemeinschaft der Wissenschaftlichen Medizinischen Fachgesellschaften e.V.
ÄZQ	Ärztliche Zentrum für Qualität in der Medizin
BAH	Bundesverband der Arzneimittel-Hersteller e.V.
BÄK	Bundesärztekammer
BMI	Body-Mass-Index
BPH	Benigne Prostatahyperplasie
BZgA	Bundeszentrale für gesundheitliche Aufklärung
CHAT	Computerized Headache Assessment Tool
COPD	chronisch-obstruktive Lungenerkrankung
CT	Computertomographie
DGE	Deutsche Gesellschaft für Ernährung
DGNP	Deutsche Gesellschaft für Nährstoffmedizin und Prävention
DIMDI	Deutsche Institut für Medizinische Dokumentation und Information
DOS	Disc Operating System
HIDDLE	Health Information Disclosure, Description and Evaluation Language
HIV	Humanes Immundefizienz-Virus
HON	Health on the Net Foundation
HPV	Humanen Papillomviren
HTML	Hypertext Markup Language
HTTP	Hypertexttransferprotokoll
HTTPS	Hypertexttransferprotokoll Sicher
ICANN	Internet Corporation for Assigned Names and Numbers
IE	Internet Explorer

IHS	International Headache Society
IP	Internetprotokoll
IQWiG	Institut für Qualität und Wirtschaftlichkeit im Gesundheitswesen
IT	Informationstechnologie
KBV	Kassenärztlicher Bundesvereinigung
LGL	Bayerische Landesamt für Gesundheit und Lebensmittelsicherheit
MeSH	Medical Subject Headings
MRT	Magnetresonanztomographie
NBCC	National Board for Certified Counselors
PEI	Paul-Ehrlich-Institut
QUICK	QUality Information ChecKlist
RKI	Robert Koch-Institut
RSS	Really Simple Syndication
SSL	Secure Sockets Layer
TLS	Transport Layer Security
UMIT	Private Universität für Gesundheitswissenschaften, Medizinische Informatik und Technik
URL	Uniform Resource Locator
WHO	World Health Organization
WOT	World of Trust
WWW	World Wide Web
XML	eXtensible Markup Language
ZB MED	Deutsche Zentralbibliothek für Medizin

Anhang C: Glossar

Anamnese	Die Anamnese ist die Erfragung der Vorgeschichte einer Krankheit (Bibliographisches Institut & Brockhaus 2007), die vornehmlich durch einen Arzt durchgeführt wird.
Browser	Ein (Web-)Browser ist ein Programm, mit dem Dokumente im World Wide Web (WWW) auf einem Computerbildschirm angezeigt werden können (Bibliographisches Institut & Brockhaus 2007).
Compliance	Compliance beschreibt die Therapietreue, die Bereitschaft zur aktiven Mitwirkung an den vom Arzt empfohlenen Maßnahmen (Bibliographisches Institut & Brockhaus 2007).
Cookies	Cookies sind kleine Textdateien, die beim Aufrufen einer Website auf der Festplatte des Benutzers gespeichert werden. Beim erneuten Aufruf der Website wird das Cookie zurück an den Webserver übertragen und dort ausgewertet. Damit können z. B. vom Benutzer gewählte Einstellungen automatisch wieder gesetzt werden (Bibliographisches Institut & Brockhaus 2007).
E-Health	Internetbasierende Kommunikation, Forschung oder Information im Gesundheitswesen oder in der Medizin (Lehrmann 2005).
Expertensystem	Ein Expertensystem ist ein Computerprogramm, welches vorhandenes Wissen elektronisch darstellt und Nutzern zur Lösung von spezifischen Problemen verfügbar macht (Bibliographisches Institut & Brockhaus 2007).
Homepage	Eine Homepage (englisch Heimatseite) ist die Eingangs- oder Startseite eines Internetauftritts im World Wide Web. Es ist die Seite, die ein Nutzer als erste sieht, wenn er ein Angebot im World Wide Web aufruft (Bibliographisches Institut & Brockhaus 2007).

HTML	Hypertext Markup Language ist eine so genannte Auszeichnungssprache (engl. Markup Language). Sie hat die Aufgabe, die logischen Bestandteile eines textorientierten Dokuments zu beschreiben. Als Auszeichnungssprache bietet HTML daher die Möglichkeit, typische Elemente eines textorientierten Dokuments, wie Überschriften, Textabsätze, Listen, Tabellen oder Grafikreferenzen, als solche auszuzeichnen (Selfhtml 2007).
Internetseite	Internet- oder Webseiten sind grundsätzlich Textdateien, die auf einem Computer (Server) im Internet bereitgestellt und über spezielle Programme, so genannte Browser abgerufen werden. Sie können ggf. durch Zusatzinformationen (Tags oder Skripte) funktional oder grafisch aufbereitet werden.
IP-Adresse	Jedem Rechner im Internet ist eine eindeutige Adresse, die IP-Adresse (englisch internet protocol address), zugeteilt. Über diese Adresse kann der Rechner Informationen empfangen (Bibliographisches Institut & Brockhaus 2007).
Link	Ein Link (engl. Verbindung) ist ein Verweis zu einem anderen Dokument (Bibliographisches Institut & Brockhaus 2007).
Ontologie	Eine Ontologie beinhaltet die Struktur von Grund- und Kontextwissen für ein bestimmtes Themengebiet, die durch einen Computer auswertbar sind. Dadurch wird es einem Computer ermöglicht, Informationen zu interpretieren und zu strukturieren. Die in der Ontologie enthaltenen Informationen über Informationen nennt man Metainformationen. Der Computer benötigt diese zur "Repräsentation der zugrunde liegenden Begriffe und derer Zusammenhänge" (Hesse 2002).
Peer Review	Peer Review ist eine Überprüfung im Rahmen der Evaluation oder der Qualitätssicherung durch Gleichgestellte (engl. Peers), d. h. externe, nebenamtlich tätige Fachleute, die von Fall zu Fall dafür

	gewonnen werden. Die Peers haben keine formale, übergeordnete oder Kontrollfunktion. (Krems 2007).
Semantic Web	Das Semantic Web erweitert das WWW durch Beschreibung von Informationen (Grütter 2006), sogenannten Metainformationen.
Server	Ein Server ist ein Computer, der in einem Netzwerk seine Dienste anderen Computern zur Verfügung stellt (Bibliographisches Institut & Brockhaus 2007).
Skript	Ein Skript ist eine Folge von Anweisungen, die zur Ausführung in einer Datei abgelegt werden. Skriptsprachen erlauben die Automatisierung von wiederkehrenden, zumeist systembezogenen Verwaltungsarbeiten. Im Zusammenhang mit dem Internet werden Skriptsprachen für die Erstellung von WWW-Anwendungen eingesetzt (Bibliographisches Institut & Brockhaus 2007). Ein Skript wird entweder von einem Server vor oder von einem Browser nach dem Laden eines Dokumentes ausgeführt.
Tag	Ein Tag ist ein Befehl in Auszeichnungssprachen wie HTML, mit dem die Bedeutung eines Textelements festgelegt wird. Tags treten meist paarweise als Anfangs- und Endmarkierung auf (Bibliographisches Institut & Brockhaus 2007).
Web 2.0	Das Web 2.0 beschreibt Plattformen im Internet, die Dienste anbieten. Dominiert werden Web-2.0-Anwendungen dabei von der Architektur der Teilhabe, die es Nutzern erlaubt, die Inhalte der Dienste aktiv mitzugestalten (Tolksdorf 2007)
Web 3.0	Siehe Semantic Web
Webseite	Siehe Internetseite
WWW	Das World Wide Web (deutsch weltweites Netz) ist ein leistungsfähiger Dienst im Internet, der dem Benutzer Informationsressourcen unterschiedlichster Art und Herkunft zur Verfügung stellt. Neben einem Zugang zum Internet ist dazu ein Browser notwendig, der den Zugriff auf die weltweit verteilten, auf

Servern gespeicherten Internetseiten ermöglicht. Alle Dokumente im WWW sind in einem speziellen Format gespeichert, aus dem der Browser die Bildschirmdarstellung der Information erzeugt (Bibliographisches Institut & Brockhaus 2007).

Stichwortverzeichnis